栄養科学シリーズ

NEXT

Nutrition, Exercise, Rest

公衆栄養学概論

友竹浩之・郡 俊之／編

第2版

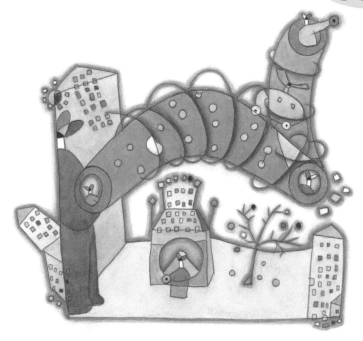

講談社

JN051319

シリーズ総編集

木戸　康博　甲南女子大学医療栄養学部　教授
宮本　賢一　龍谷大学農学部　教授

シリーズ編集委員

河田　光博　京都府立医科大学　名誉教授
桑波田雅士　京都府立大学大学院生命環境科学研究科　教授
郡　　俊之　甲南女子大学医療栄養学部医療栄養学科　教授
塚原　丘美　名古屋学芸大学管理栄養学部管理栄養学科　教授
渡邊　浩幸　高知県立大学健康栄養学部健康栄養学科　教授

編者・執筆者一覧

安達内美子　名古屋学芸大学管理栄養学部管理栄養学科　教授(6)
畦岡　悦子　大手前大学健康栄養学部管理栄養学科　助教(4.1, 4.2)
小澤　啓子　女子栄養大学短期大学部　准教授(2.1)
郡　　俊之＊甲南女子大学医療栄養学部医療栄養学科　教授(3.4)
駒田　亜衣　三重短期大学食物栄養学科　准教授(5.3, 5.4)
坂井真奈美　徳島文理大学短期大学部生活科学科食物専攻　教授(4.3, 4.4)
田中　和美　神奈川県立保健福祉大学保健福祉学部栄養学科　教授(5.1, 5.2)
友竹　浩之＊飯田女子短期大学家政学科　教授(1)
古川　和子　元相愛大学人間発達学部発達栄養学科　准教授(3.1～3.3)
森　　直子　聖徳大学人間栄養学部人間栄養学科　准教授(2.2, 2.3)

(五十音順，＊印は編者，かっこ内は担当章・節)

第2版　まえがき

　本書は，2016年に刊行した『公衆栄養学概論』について各種統計データを更新し，日本人の食事摂取基準(2020年版)へ準拠させた改訂版です．

　長野県の平均寿命は男女ともに日本一です．この健康長寿の要因として，以下の4つがあげられています．

1　高齢者の就業率が高く，生きがいをもって暮らしている
2　野菜の摂取量が多い
3　健康ボランティアによる自主的な健康づくりへの取り組みが活発
4　専門職による地域の保健医療活動が活発

　このことより，「長野県の健康長寿には，少なからず公衆栄養活動が貢献している」といえるでしょう．公衆栄養活動は，地域住民の食生活の改善を通して疾患を予防し，地域全体の健康を維持・増進することを目的としており，「地域の食育」ともいうことができます．

　本書は，これまでの公衆栄養学のイメージを変えて，学生が興味を持ちやすい記述とし，自らの食生活を見直し，地域や家庭での食育活動にも活かすことができる内容としています．

　また，行政栄養士が健康日本21（第2次）を地域で進めるために必要な知識と技術を身につける内容を広く扱いました．とかく栄養行政の施策の羅列や，知識の箇条書きとなりがちな公衆栄養を，できるだけ対象者と実施者の「人」がみえる公衆栄養活動として記述し，そこにどのような知識が必要であるかをつながってみえるよう心掛けて編集しました．

　本書で学んだ学生が，食の重要性の関心を高め，栄養学の専門的見地から，健康長寿社会を支える地域の創造に向けて，具体的なモデルケースの展開を目指してくれることを願っています．

　本書の執筆を公衆栄養学の教育・研究にかかわる先生や公衆栄養活動を実践されている先生にお願いしました．お忙しい中，執筆くださいました先生方に御礼申し上げます．また，本書出版の機会と労をとっていただいた㈱講談社サイエンティフィクに深く御礼申し上げます．

　　2020年2月

編者　友竹　浩之
　　　郡　　俊之

栄養科学シリーズ NEXT
新期刊行にあたって

　「栄養科学シリーズNEXT」は，"栄養Nutrition・運動Exercise・休養Rest"を柱に，1998年から刊行を開始したテキストシリーズです．2002年の管理栄養士・栄養士の新カリキュラムに対応し，新しい科目にも対応すべく，書目の充実を図ってきました．新カリキュラムの教育目標を達成するための内容を盛り込み，他の専門家と協同してあらゆる場面で健康を担う食生活・栄養の専門職の養成を目指す内容となっています．一方，2009年，特定非営利活動法人日本栄養改善学会により，管理栄養士が備えるべき能力に関して「管理栄養士養成課程におけるモデルコアカリキュラム」が策定されました．本シリーズではこれにも準拠するべく改訂を重ねています．

　この度，NEXT草創期のシリーズ総編集である中坊幸弘先生，山本茂先生，およびシリーズ編集委員である海老原清先生，加藤秀夫先生，小松龍史先生，武田英二先生，辻英明先生の意思を引き継いだ新体制により，時代のニーズと栄養学の本質を礎にして，改めて，次のような編集方針でシリーズを刊行していくこととしました．

　　・各巻ごとの内容は，シリーズ全体を通してバランスを取るように心がける
　　・記述は単なる事実の羅列にとどまることなく，ストーリー性をもたせ，学問
　　　分野の流れを重視して，理解しやすくする
　　・レベルを落とすことなく，できるだけ平易にわかりやすく記述する
　　・図表はできるだけオリジナルなものを用い，視覚からの内容把握を重視する
　　・4色フルカラー化で，より学生にわかりやすい紙面を提供する
　　・管理栄養士国家試験出題基準（ガイドライン）にも考慮した内容とする
　　・管理栄養士，栄養士のそれぞれの在り方を考え，各書目の充実を図る

　栄養学の進歩は著しく，管理栄養士，栄養士の活躍の場所も益々グローバル化すると予想されます．最新の栄養学の専門知識に加え，管理栄養士資格の国際基準化，他職種の理解と連携など，新しい側面で栄養学を理解することが必要です．本書で学ばれた学生達が，新しい時代を担う管理栄養士，栄養士として活躍されることを願っています．

シリーズ総編集　　木戸　康博
宮本　賢一

公衆栄養学概論 第2版 —— 目次

1. 公衆栄養学の概念

1.1 公衆栄養学の意義と目的

A. 公衆栄養とは

　公衆栄養学は，公衆衛生学，栄養指導・教育，応用栄養学と関連をもち（図1.1），国や地域，集団の健康・栄養問題を解決することを目指すものである．公衆栄養活動は，個人を対象とした疾患の治療ではなく，地域住民の食生活の改善を通して疾患を予防し，地域全体の健康を維持・増進することを目的とし，「地域の食育」ともいうことができる．少子高齢化が進み超高齢社会となった現在の日本において，健康長寿に対する関心は高まり，また，医療費削減の視点からさまざまな施策が展開されている．その施策を具体的に実行している例として，公民館などで開催されている「健康増進教室」（図1.2）などがある．この活動の背景には，これまでの日本人の健康や食生活の変遷があり，国の施策や地域の特色，さまざまなライフステージに暮らす地域住民がいる．健康増進教室などで行われる栄養バランスや適正量を伝える実践活動は，まさに公衆栄養活動の最前線といえる．これらの活動で大事なことは，科学的根拠[*1]に基づいて計画され，PDCAサイクル[*2]

*1　実験や調査などの研究結果から導かれた「科学的な裏付け（エビデンス）」

*2　「計 画（plan）」「実 行（do）」「評 価（check）」「改善（act）」を繰り返して改善を続ける

図1.1　公衆栄養学の位置づけ

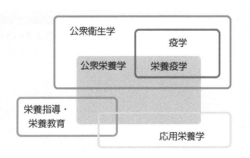

- ・急速な人口の高齢化や出生率の低下
- ・慢性疾患の増加などによる疾病構造の変化
- ・より豊かな生活を求める国民のニーズの高度化や多様化
- ・食品の安全性，廃棄物などの生活環境問題に対する国民の意識の高まり

健康日本 21（第 2 次）の策定と推進

地域保健対策としての公衆栄養活動の展開

アセスメント

実施

地域の実態把握
住民健診・健康栄養相談などで把握した情報について，分析・検討を行い，改善計画を立案し施策の推進を図る．評価は事業の区切りごとに行い，次の活動に反映させる．
住民に対する健康教育（栄養相談）
乳児期～高齢期　ライフステージに応じた健康教育・栄養相談

公衆栄養活動実施の例

改善

結果をフィードバック

評価

「咀嚼、栄養、運動による 健康増進教室」

○○公民館では、○月より健康増進教室を開催します。
本教室では、噛むこと、食べること、運動することの大切さを学び、健康増進に活かすことを目的とします。
○○地区の総健康と生涯現役をめざす活動モデルとして、ぜひご協力お願い致します。

期間：全5回　　　**場所**：○○公民館
対象者：65歳以上の住民で全5回参加できる方（定員30名）
　　　　　　※治療中の病気がある場合は主治医の許可を得てください。

第1回　「教室の説明・各種測定（調査）」
調査項目：体重、上腕中央の周囲長、ふくらはぎの周囲長、握力、かむ力（ガムを使用）、
　　　　　食事調査（質問紙）、食意識調査（質問紙）、栄養状態評価（質問紙）
※　運動のできる服装でお越しください。

第2回　「噛むことの大切さについて」
内容：講義と実習（記憶力ゲーム、お口の体操）

第3回　「低栄養を予防する食べ方について」
内容：講義と調理実習
持ち物：エプロン、三角巾、ハンドタオル

第4回　「介護予防のための運動について」
内容：講義とストレッチ、運動　　※　運動のできる服装でお越しください。

第5回　「各種測定（調査）・まとめと修了式」
調査項目：体重、上腕中央の周囲長、ふくらはぎの周囲長、握力、かむ力（ガム・グミを使用）、
　　　　　食事調査（質問紙）、食意識調査（質問紙）、栄養状態評価（質問紙）
※　運動のできる服装でお越しください。

図 1.2　公衆栄養活動のイメージ

によって検証されることである.

＊　国連食糧農業機関（FAO），世界保健機関（WHO），世界食糧計画（WFP）

世界的な公衆栄養活動としては，飢餓や栄養不足，肥満といった健康・栄養問題が依然としてあり，国際連合（国連）の機関＊が中心となって，共通の課題への取り組みや，非常時の支援などを行っている.

公衆栄養学では国内外を問わずその活動に必要な情報として，現状と課題，施策の方向性を知り，解決のための調査研究に必要な技術を身につけ，各種データが示す意味を深く洞察する視点を養うことを学ぶ.

B.　公衆栄養学の位置づけ

公衆栄養学は栄養士・管理栄養士養成課程のカリキュラムの中で専門科目として重要な位置づけがされている. これは，現在，子どもの偏食，中高年男性の肥満，若い女性のやせ，高齢者の低栄養など食生活に関係する健康問題が増え（図1.3），栄養士・管理栄養士による公衆栄養活動が地域における問題解決のために不可欠となるためである.

図1.3　公衆栄養活動と疾患予防

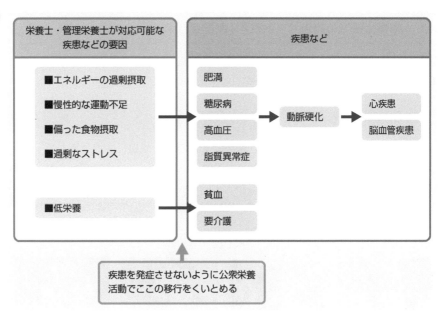

1.2 公衆栄養活動の歴史

A. 公衆栄養活動の始まり（脚気対策）（1884（明治17）年）

　明治の中頃，脚気*1が流行した．特に遠洋航海をする海軍では脚気による死亡者が多かったが，その理由がわからなかった．当時は「病気＝感染症」（病気は病原菌があって発症する）という考え方が主流であり，日本人の食事が脚気に関係している（栄養素が足りなくて病気になる）とはだれも想像しない時代であった．海軍軍医高木兼寛（図1.4）は2隻の軍艦乗組員を使って，米食と麦食の比較実験を行った．その結果，麦食の場合に脚気が激減した．これによって，脚気の発症には，食事が影響するというエビデンス（根拠）が示された（図1.5）．一方，陸軍では森 林太郎（森鷗外）により「脚気病原菌説」が支持されており，その対策が遅れた．そのため，陸軍では日露戦争中，多くの脚気患者が発生した．その後，鈴木梅太郎によって米糠から脚気予防の有効物質としてオリザニン（ビタミンB₁）が発見された（1911（明治44）年）．

B. 栄養士養成の始まり（1914（大正3）年）

　佐伯 矩は，栄養指導者の養成を目指して，私設栄養研究所（国立栄養研究所の母体）を設立し，その後栄養学校を設立して，栄養指導者の養成を開始した．

C. 栄養調査の始まり（1945（昭和20）年）

　第二次世界大戦後は多くの人々が栄養失調となり，飢餓による死者も出るような状態であった．連合軍最高司令部（GHQ*2）は，米国からの食料援助の基礎資料とするため，東京都内において栄養調査を実施させた．その後，全国規模の国民栄養調査となり，今日の国民健康・栄養調査に至っている．

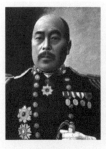 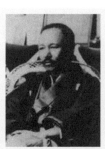 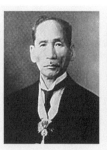 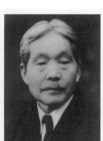

| 高木兼寛 | 森 林太郎 | 鈴木梅太郎 | 佐伯 矩 |

図1.4　明治期の公衆栄養活動にかかわりのある人々
［写真提供（右）：佐伯矩（佐伯栄養専門学校）］

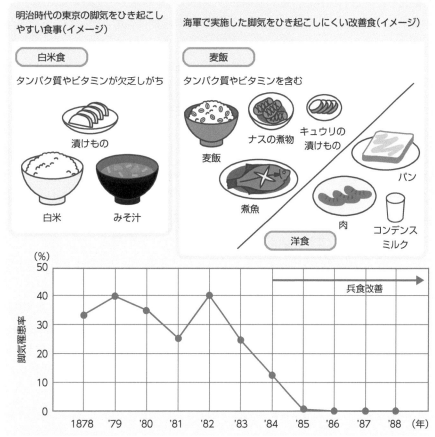

図1.5 食事と脚気罹患率
高木は1883（明治16）年まで白米食であった海軍の兵食を1884年から洋食（パン，肉類）へ，さらに翌1885年から麦食（白米：麦＝1：1）に改善した.

明治時代の東京の脚気をひき起こしやすい食事（イメージ）

白米食
タンパク質やビタミンが欠乏しがち
漬けもの
白米　みそ汁

海軍で実施した脚気をひき起こしにくい改善食（イメージ）

麦飯
タンパク質やビタミンを含む
麦飯　ナスの煮物　キュウリの漬けもの
煮魚
パン　肉　コンデンスミルク
洋食

D. 法の整備

戦後，新しい憲法のもと各種法整備が進み，表1.1に示すような栄養士法の公布をはじめとする公衆栄養活動にかかわる法も順次整備され，今日に至っている.

E. 健康づくり対策（1978（昭和53）年〜）

＊　西暦と元号対照表を付録2に示す.

日本人の食生活は江戸，明治，大正，昭和，平成＊と時代の流れとともに大き

表1.1 公衆栄養活動にかかわる法の整備

1947（昭和22）年	栄養士法	栄養士の定義「栄養の指導に従事することを業とする者」
1947（昭和22）年	保健所法	保健所への栄養士の配置
1952（昭和27）年	栄養改善法	栄養改善活動を法的に規定（健康増進法へ移行）
1962（昭和37）年	栄養士法一部改正	管理栄養士制度の発足
2002（平成14）年	健康増進法	（栄養改善法は廃止）健康寿命（介護を必要としないで，健康で自立した生活ができる期間）の延伸などの基本指針の提示
2005（平成17）年	食育基本法	栄養教諭の小・中学校への配置. 食育の中心的役割を担うことの明示

く変化した．これに伴い，国の施策もかつての栄養素欠乏症に対する対策から，飽食の時代を反映した新たな健康づくり対策を積極的に進めるという方向転換がなされた．

　1978（昭和53）年から「第1次国民健康づくり運動」が始まり，「第2次国民健康づくり運動〜アクティブ80ヘルスプラン」，「第3次国民健康づくり運動〜健康日本21」，現在「第4次国民健康づくり運動〜健康日本21（第2次）」へと続いている（p.68，図4.10参照）．

　健康日本21（第2次）では，これまでの一次予防*に加えて，合併症の発症や症状の進展などの重症化予防に重点をおいた対策を推進することが盛り込まれている．これらの健康づくり対策を受けて，「健康づくりのための食生活指針」（1985年），「健康づくりのための運動指針」（1993年）が示され，現在，それぞれ名称や内容が改定され，継承されている．「食生活指針」（2000年）の実践では，何をどれだけ食べたらよいかを具体的なイラストで示した「食事バランスガイド」（厚生労働省，農林水産省）が公表されている．

　佐伯矩の栄養研究所で研究されていた日本人に必要な栄養素量の設定は，戦中・戦後と国の機関で策定が始まり，のちに科学技術庁，次いで厚生省（現厚生労働省）によって5年ごとに策定されるようになった．名称も「日本人の栄養所要量」から「日本人の食事摂取基準」へ2005（平成17）年度から変更されている．食事摂取基準の策定は「健康増進法」に基づき定められており，健康な個人または集団が，1日にどれくらいのエネルギーや栄養素を摂取すればよいかの基準を示すものである．国民健康・栄養調査の結果などが活用されている．公衆栄養学の分野では，集団の栄養素摂取量を評価する場合に用いる．

* 従来は疾病予防を中心とした「二次予防」（健康診査などによる早期発見・早期治療）や，「三次予防」（疾病が発症した後，必要な治療を受け，機能の維持・回復を図ること）に重点がおかれていた．

演習 1-1 明治時代の脚気予防対策について調べてまとめよ．
演習 1-2 栄養士・管理栄養士に関連する法律はなぜ策定されたのか，まとめよ．
演習 1-3 地域に暮らす人をライフステージ別に分け，それぞれの健康を阻害する要因とそれに対する予防策の案についてまとめよ．

2. 公衆栄養マネジメント

本章では，公衆栄養活動のもとになる栄養行政と，それを推進する行政栄養士*の業務を概説し，具体例を見ながら，その計画の企画立案，実施や評価に必要な理論を学ぶ．

＊　都道府県，市町村，保健所，保健センターなどに勤務する栄養士．2018（平成30）年では全国で6,610人である．

2.1 公衆栄養活動の進め方

栄養士・管理栄養士が公衆栄養活動を行う対象は集団である．しかし，集団といっても個々の人からなっており，対象者は，個人，家族，小集団，住民であり，これらを含めたコミュニティであるといえる．公衆栄養活動は，コミュニティの組織的な努力を通じて，地域で生活するすべての人々に健康の保持・増進のための適切な生活ができるよう，食生活面からサポートを行うものである．基本は行政において行われる栄養政策である．

栄養行政は公衆衛生行政の一環として行われ，国においては「健康増進法」を所管している厚生労働省が，都道府県や市町村の地方自治体においては厚生・保健・衛生といった各部局が担当している．

国は栄養関係法規の制定や栄養行政施策の基本的考え方と方向性を決定する．都道府県は，国の施策を受けて，さらにきめ細かく，各都道府県の実情にあわせて施策を展開し推進していく．市町村では，各市町村固有の課題にあわせた効果的な施策を具体化して実施する．たとえば健康日本21（第2次）という施策が策定されると（表2.1基本的方向参照），それに基づき，都道府県でも市町村でもその目標とする具体的な計画として地方計画策定を行う．各栄養行政機関とその流れを図2.1に示した．

厚生労働省は，地域の栄養改善について成果を上げるため，2013（平成25）年に「地域における行政栄養士による健康づくり及び栄養・食生活の改善の基本指

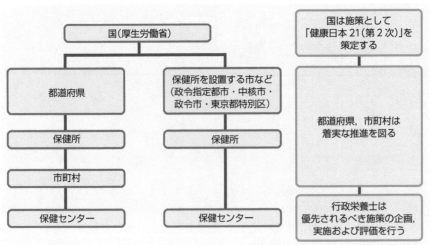

図 2.1　栄養行政機関と施策推進の流れ

針」を改めて通知している．この基本指針では，地域における健康づくりおよび栄養・食生活の改善を推進するにあたり，行政栄養士が，都道府県，保健所設置市および特別区，市町村において，健康日本21（第2次）の推進を踏まえ，健康づくりや栄養・食生活の改善に取り組むための基本的な考え方とその具体的な内容を示している．

　基本指針では，**成果のみえる施策に取り組む**ことが重要としており，施策の優先度を判断するために，実態把握・課題分析を基本とする業務体系が示された．

　基本指針のおもな改正点は，①成果の見える施策の実施に取り組むよう，組織体制の整備，健康，栄養課題の明確化と**PDCAサイクル**（p.16，図2.7参照）に基づく施策の推進を重点としたこと，②健康日本21（第2次）の推進が着実に図られるよう，健康日本21（第2次）の基本的な方向に応じた構成としたこと，③従来の柱立てから，都道府県，保健所設置市および特別区，市町村に変更したこと，④基本指針の理解を深め，実践していけるよう参考資料を作成したことである．健康日本21（第2次）が掲げる5つの基本的な方向を受け，それぞれの機関における業務が明示されている（表2.1）．

A.　都道府県レベルの公衆栄養活動

　都道府県では，衛生主管部の中に栄養・健康行政を主管する健康増進課，健康対策課などが設置され，栄養士・管理栄養士が配置されている．厚生労働省の施策に基づく事業や，都道府県独自の栄養・健康増進施策や保健所業務などを行う．

　前述の「地域における行政栄養士による健康づくり及び栄養・食生活の改善の基本指針」における都道府県での活動の概要を示す．なお，保健所設置市および特別区での業務も一部同様である（表2.1参照）．

健康日本21(第2次)基本的な方向	地域における行政栄養士による健康づくり及び栄養・食生活の改善の基本指針		
	都道府県	保健所設置市および特別区	市町村
①健康寿命の延伸と健康格差の縮小	(1) 組織体制の整備		
②生活習慣病の発症予防と重症化予防の徹底（がん，循環器疾患，糖尿病，COPDの予防）	(2) 健康・栄養課題の明確化とPDCAサイクルに基づく施策の推進		
	(3) 生活習慣病の発症予防と重症化予防の徹底のための施策の推進		
③社会生活を営むために必要な機能の維持・向上（こころの健康，次世代の健康，高齢者の健康を増進）	(4) 社会生活を自立的に営むために必要な機能の維持および向上のための施策の推進		
	市町村の状況の差に関する情報，取り組みに役立つ情報について還元するしくみづくり	①次世代の健康 ②高齢者の健康	①次世代の健康 ②高齢者の健康
④健康を支え，守るための社会環境の整備	(5) 食を通じた社会環境の整備の促進		
⑤栄養・食生活，身体活動・運動，休養，飲酒，喫煙，歯・口腔の健康に関する生活習慣の改善および社会環境の改善	①特定給食施設における栄養管理状況の把握および評価に基づく指導・支援 ②飲食店によるヘルシーメニューの提供などの促進 ③地域の栄養ケアなどの拠点の整備 ④保健，医療，福祉および介護領域における管理栄養士・栄養士の育成 ⑤健康増進に資する食に関する多領域の施策の推進 ⑥健康危機管理への対応	①特定給食施設における栄養管理状況の把握および評価に基づく指導・支援 ②飲食店によるヘルシーメニューの提供などの促進 ③保健，医療，福祉および介護領域における管理栄養士・栄養士の育成 ④食育推進のネットワークの構築 ⑤健康危機管理への対応	①保健，医療，福祉および介護領域における管理栄養士・栄養士の育成 ②食育推進のネットワークの構築 ③健康危機管理への対応

表2.1 健康日本21（第2次）と地域における行政栄養士による健康づくり及び栄養・食生活の改善の基本指針の対応 COPD：chronic obstructive pulmonary disease，慢性閉塞性肺疾患

a. 組織体制の整備

行政栄養士は，都道府県で施策を担当する課においては，多職種協働であるため，施策の方向性の情報を共有し，その都道府県で優先すべき有効な施策の企画立案および実施にかかわることができるよう，その体制を確保する．また，都道府県および保健所が施策の基本方針を共有し，施策の成果が最大に得られるような体制を確保する．市町村とは，市町村のデータおよび地域の観察力を活用し，健康・栄養課題を明確化するために，協働体制を確保する．

b. 健康・栄養課題の明確化とPDCAサイクルに基づく施策の推進

行政栄養士は，優先的な健康・栄養課題を明確にするため，市町村の健診などの結果や都道府県などの調査結果を収集・整理し，総合的に分析し，PDCAサイクルに基づき，施策を推進する．目標設定はできる限り数値目標とする．また，全国的な健康増進の目標を勘案しつつ，その代表的なものについて，地域の実情をふまえ，地域住民にわかりやすい目標を設定するとともに，都道府県の区域内の市町村ごとの健康状態や生活習慣の状況の差の把握に努める．

c. 生活習慣病の発症予防と重症化予防の徹底のための施策の推進

行政栄養士は，特定健康診査・特定保健指導などの結果を共有し，施策に活かすための情報を集約・整理する．市町村ごとに異なる状況を把握し，地域特性をふまえた疾病の構造と食事や食習慣の特徴を明らかにする．その結果を発症予防の効果的な取り組みとして進める．住民に対して適切な栄養・食生活を実践する

ことで，予防可能な疾患があることを伝え，予防徹底を図る．

d．社会生活を自立的に営むために必要な機能の維持および向上のための施策の推進

　行政栄養士は，児童・生徒における健康・栄養状態の課題解決については，教育委員会と調整を行う．子どもの健やかな発育・発達や高齢者の身体および生活機能の維持・低下の防止について，栄養・食生活支援による効果的な取り組み事例を整理し，市町村へ役立つ情報として提供する．

e．食を通じた社会環境の整備の促進

(1) 特定給食施設における栄養管理状況の把握および評価に基づく指導・支援
「健康増進法」に規定されている特定給食施設*（図2.2)の種類別などの評価を実施し，指導計画の改善を行い，管理栄養士・栄養士の配置促進に努める．健康増進を目的とする施設に対して，栄養管理の状況を的確に評価するしくみの整備を進める．

(2) 飲食店によるヘルシーメニューの提供などの促進　波及効果をより大きなものとしていくため，どのような店舗でヘルシーメニューを実践することが効果的かを検証し，より効果の期待できる店舗での実践を促していく．栄養成分表示の普及に努める．

(3) 地域の栄養ケアなどの拠点の整備　高齢化による在宅療養者の増加をふまえ，地域の在宅での栄養・食生活に関するニーズの実態把握を行うしくみを検討する．また，在宅の栄養・食生活の支援を担う管理栄養士の育成や確保を行うため，地域の医師会や栄養士会などの関係団体と連携し，地域のニーズに応じた栄養ケアの拠点の整備に努める．

(4) 保健，医療，福祉および介護領域における管理栄養士・栄養士の育成　行政栄養士の育成では，求められる能力が獲得できるしくみづくりを進める．また，地域の医療や福祉，介護の質の向上のため，医療機関や子どもまたは高齢者が入所・利用する施設などの管理栄養士・栄養士の活動状況を通して，専門職種の技能の向上のため，職能団体などと調整し，その資質の向上を図る．

(5) 健康増進に資する食に関する多領域の施策の推進　食に関する施策を担当する部局は，健康増進のほか，子育て支援，保育，教育，福祉，農政，産業振興，

＊　「健康増進法」で，特定かつ多数の者に対して，継続的に食事を供給する施設のうち栄養管理が必要なものとして厚生労働省令で定めるものをいう．「健康増進法施行規則」では，継続的に1回100食以上または1日250食以上の食事を供給する施設としている．2017(平成29)年度末現在，50,542施設であり，学校，病院，介護老人保健施設，老人福祉施設，児童福祉施設，社会福祉施設，事業所，寄宿舎，矯正施設，自衛隊，一般給食センター，その他に分類されている．

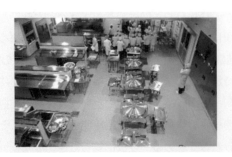

図 2.2　特定給食施設
[写真提供：一関市役所（大東学校給食センター)]

環境保全など多岐にわたるため，健康増進が多領域の施策と有機的かつ効果的に推進できるよう，食育推進の計画の策定，実施および評価などについて調整を図る．

(6) 健康危機管理への対応　災害，食中毒，感染症，飲料水汚染などの飲食に関する健康危機に対して，発生の未然防止，発生時に備えた準備，発生時における対応，被害回復の対応などについて，市町村や関係機関などと調整を行い，必要なネットワークの整備を図る．

f.　都道府県における栄養行政の具体例

　健康日本21（第2次）をふまえ，今後，都道府県などで地方計画を策定し，公衆栄養活動を推進していく際にはPDCAサイクルを展開して科学的な根拠に基づいて定期的な評価，見直しを行い，効果的に施策を進める必要がある．その根拠を得るためには，地域住民の健康状態・生活習慣などを継続的にモニタリングしていく必要があり，新しい「国民の健康の増進の総合的な推進を図るための基本的な方針」（厚生労働省告示）では，調査研究を推進することがうたわれている．

　具体的には，図2.3に示すような，各都道府県における組織体制の把握，県レベルの健康・栄養調査の実態，そこから見出せる都道府県の特徴を基本情報とする．県レベルの健康・栄養調査は，健康増進計画の評価に主要な役割を果たし，各都道府県が独自に実施する調査である．都道府県の健康・栄養調査の結果をふまえた公衆栄養活動の取り組み例を表2.2に示す．行政栄養士は，地域の実態を各種情報から把握し，その結果を地域に合わせた公衆栄養活動として展開する企画立案，実施を担う．

B.　市町村レベルの公衆栄養活動

　市町村には，**市町村保健センター**が設置されている．市町村保健センターは地域住民に対し，健康相談，保健指導および健康診断などを行うことを目的としている．市町村への管理栄養士・栄養士の配置は義務づけられていない．そのため，全市町村への配置には至っていないのが現状である．以下「地域における行政栄養士による健康づくり及び栄養・食生活の改善の基本指針」における市町村の業務の特徴を示す．なお，組織体制の整備，健康・栄養課題の明確化とPDCAサイクルに基づく施策の推進，生活習慣病の発症予防と重症化予防の徹底のための施策の推進については，詳細は都道府県と多少の違いはあるものの，同じような内容となるためここでは省略する．また，市町村業務の一部は，保健所設置市および特別区の業務と同様である（表2.1参照）．

a.　社会生活を自立的に営むために必要な機能の維持および向上のための施策の推進

(1) 次世代の健康　乳幼児健診（図2.4）で得られるデータについて，子どもの栄養状態を反映する代表的な指標である身体発育状況の集計・解析を行い，集団の

1. 埼玉県の組織

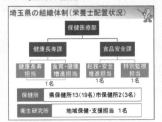

埼玉県の組織体制（栄養士配置状況）

2. 埼玉県民健康・栄養調査

埼玉県民健康・栄養調査
【目的】
県民の食生活や健康状態を把握することにより、健康と栄養の関係や課題を明らかにし、健康づくり施策に生かす。昭和61年から5年ごとに実施
【体制】
平成23年度調査は女子栄養大学に委託
調査票の設計、調査の実施、データの解析等については、ワーキングを組織し検討
【対象】
満30歳以上60歳未満の男女1,200名
県内都市部の特徴を表す4市を対象にクラスター層化抽出法で抽出

3. 埼玉県の特徴

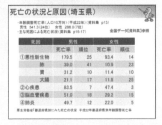

死亡の状況と原因（埼玉県）

疾病の状況

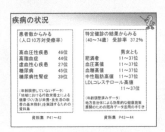

常住地または従業地・通学地による人口

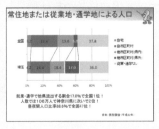

死亡の状況

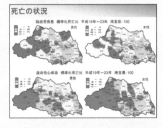

受診率・メタボ該当率

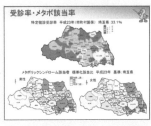

標準的な質問票（朝食）

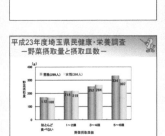

国民健康・栄養調査（埼玉県分）からみる状況
－野菜摂取量　性年代別－

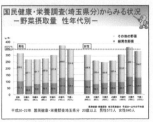

平成23年度埼玉県民健康・栄養調査
－野菜の習慣的摂取量－

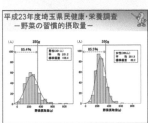

平成23年度埼玉県民健康・栄養調査
－野菜摂取量と摂取皿数－

平成23年度埼玉県民健康・栄養調査
－食塩の習慣的摂取量－

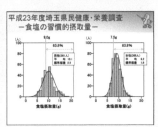

【調査名】平成23年度埼玉県民健康・栄養調査
【調査目的】都市部の働き盛り世代（30～50歳代）の、健康課題に関連する食生活状況の実態把握。具体的には、野菜生産県として、野菜摂取の現状と課題を明らかとし、対策につなげる。
【調査方法】食生活状況調査票（自記式質問紙）、1日または2日間の食事記録（目安または重量）
【結果】
・自己申告による野菜料理摂取皿数が、野菜摂取量の目安となる。
・1日5～6皿が350g以上を達成する指標となる。つまり、「皿数」という、妥当性のある行動目標が得られた。
【結果をふまえた公衆栄養活動の例】
①「毎日プラス野菜料理1皿」をおもなテーマとした食環境整備を県内の量販店などで展開。（田中久子ほか：平成24年度埼玉県研究報告書「健康長寿を目指した野菜摂取促進のための食環境整備施策の検討」より抜粋）
②企業、食品等事業者と連携した野菜で健康長寿「毎日プラス一皿」生活習慣病予防キャンペーンの実施（鴻巣保健所）。
③企業内社員食堂を通じた野菜摂取促進、事業所の社員食堂などへの給食施設指導の実施（熊谷保健所）。

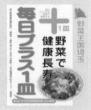

図 2.3　自治体における取り組み事例の抜粋
［厚生労働省 HP，平成 26 年度都道府県等栄養施策担当者会議資料 7，自治体における取組事例—埼玉県より抜粋］

表 2.2　埼玉県における埼玉県民健康・栄養調査結果をふまえた公衆栄養活動例

図 2.4　乳幼児健診の様子
[写真提供：前橋市]

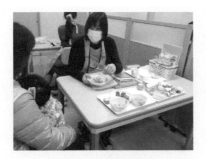
1歳6か月児健康診査

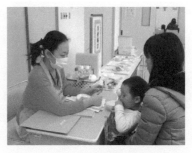
3歳児健康診査

年次推移の評価を通して，肥満や栄養不良など優先される課題を選定する．栄養・食生活の個別支援が必要とされる子どもの特定を行う．**低出生体重児の減少**に向けては妊娠前の母親のやせや低栄養など，予防可能な要因について，他職種と連携し，その改善に向けた取り組みを行う．児童・生徒については，肥満ややせなど将来の健康にも影響を及ぼす課題がみられた場合は，教育委員会と基本的な対応方針にかかる情報を共有したうえで，家庭，学校および関係機関と連携した取り組みを行う．

なお，2013（平成25）年4月から低出生体重時の届出，未熟児訪問，未熟児養育医療の業務は，保健所から保健センターに移っている．

(2) 高齢者の健康　　健康増進，介護予防および介護保険などでの栄養・食生活支援を効果的に行う体制を確保する．低栄養傾向や低栄養の高齢者の実態把握およびその背景の分析などを進め，改善に向けた効果的な計画の立案，取り組みを行う．**地域包括ケア体制**全体の中で，優先的に解決すべき栄養の課題については，他職種と連携し取り組む体制を確保し，関係部局や関係機関との調整を図る．

b．食を通じた社会環境の整備の促進

(1) 保健，医療，福祉および介護領域における管理栄養士・栄養士の育成　　都道府県と同じ．

(2) 食育推進のネットワークの構築　　住民主体の活動や**ソーシャルキャピタル***を活用した健康づくりを推進するため，**食生活改善推進員**（ヘルスメイト）などのボランティア組織の育成や活動の活性化をすすめ，関係機関などとのネットワーク構築を図る．食生活改善推進員とは，食生活の改善を中心に健康づくりの地区組織活動を展開しており，推進員となっているのは，市町村が実施する食生活改善推進員養成講座を修了した家庭の主婦など，一般の住民である（図2.5）．

(3) 健康危機管理への対応　　住民に対する適切な情報の周知を図るとともに，同県や関係機関などと調整し，的確な対応に必要なネットワーク構築や支援体制の整備を図る．

*　米国の政治学者ロバート・パットナムによって「人々の協調行動を活発にすることによって，社会の効率性を高めることのできる，「信頼」「規範」「ネットワーク」といった社会組織の特徴」と定義されている．

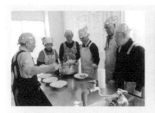 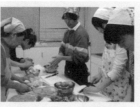 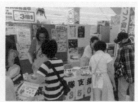

男性のための料理教室　　大学生へ出前教室　　「毎月19日は食育の日」
　　　　　　　　　　　　　　　　　　　　　　　全国一斉キャンペーン活動

図 2.5　食生活改善推進員の活動
［農林水産省 HP：平成 30 年度食生活改善推進員の健康づくりの活動の促進］

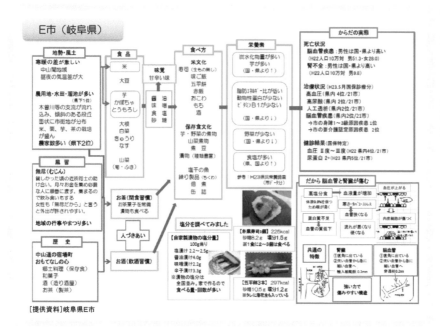

[提供資料]岐阜県E市

図 2.6　市町村における公衆栄養活動に必要な関係性の整理例
［厚生労働省 HP「地域における　行政栄養士による健康づくり及び栄養・食生活の改善の基本指針」を実践するための資料集，p.55］

c.　市町村における栄養行政の具体例

　各市町村ではそれぞれ特徴のある伝統的な食生活や就労形態，人口構成がみられる．それらの実態を総合的にとらえ，関係性を整理する必要がある．把握の事例を図2.6に示す．健診結果からわかる身体状況の改善を図るには，食事のどこに課題があり，どのような食事にすればよいか，栄養素や食品の摂取量だけでなく，食べ方や地域の食習慣も含め，身体と食事のそれぞれの実態を結びつけて考えてみる必要がある．健診結果から得られる実態，統計データから得られる実態，地域住民の生活を観察することで得られる実態などを総合的にとらえ，その関係性を整理する．

C.　公衆栄養活動における住民参加

　これまで述べたように，各行政組織において健康日本21（第2次）を中心とし

　　　　　　　　　　　　　　　　　　　　　　　　2.　公衆栄養マネジメント

表 2.3　住民参加の 5 段階
[Feingdd, E. による]

第 1 段階	知らせる
第 2 段階	意見を聞く（相談・協議）
第 3 段階	パートナーシップ（企画段階への参画）
第 4 段階	権限の委譲
第 5 段階	市民自主管理

た各段階での関連施策が策定され，それぞれのレベルで公衆栄養活動が推進されるが，最も大切なのは**住民参加**である．つまり主役は地域住民である．「健康増進法」にも「健康な生活習慣の重要性に関心と理解を深め，生涯にわたって，自らの健康状態を自覚するとともに，健康の増進に努めなければならない」と国民の責務が明示されている．地域住民が自ら健康や栄養に関心をもち，自主的により良い生活習慣を目指して実践していくことが基本となる．行政は住民の健康づくり行動を支援していく役割を担うものである．

Feingdd, E. は，住民参加には段階があるとし，5段階に整理している（表 2.3）．また，宮坂忠夫は住民参加を「企画またはプランニングへの参加，端的には意思決定への参加」と定義している．つまり，単なる住民への説明や意見の聴衆ではなく，第3段階のパートナーシップが不可欠となる．

計画作成は，計画を作ることが目的ではなく，計画をつくる過程が大切である．そのため，計画作成の段階から住民が参画し，どんな健康・栄養問題を取り上げるか健康・栄養上の問題を認識して課題を見いだし，計画の具体的内容を決定するということは，計画の実施や評価にも住民が実質的な役割を担い，責任をもつことにつながる．また，実践活動による行動変容を促すことにも有効である．

公衆栄養活動においても，コミュニティの組織化，なかでも自主的・主体的な住民参加による**コミュニティ・オーガニゼーション**（地区組織活動）は重要な戦略の1つである．コミュニティ・オーガニゼーションとは，住民の日常生活における問題解決のために，地域の組織や団体が自主的・組織的に行う活動のことをいう．現在，活動している地区組織活動の代表的なものには，食生活改善を目的として活動している食生活改善地区組織などがある．その際，**食生活改善推進員**（ヘルスメイト）の存在は大きい．

健康問題の解決は，基本的には個人の問題である．しかし，生活環境や知識・技能などさまざまな条件のなかでは，個人が実践する意欲をもっていても多くの困難があり，限界が生じうる．そこで，個人が健康づくりを効果的かつ適切に取り組むには，コミュニティで支え合って啓発し合うことが重要となる．個人の健康問題が出発点であったとしても，それをコミュニティの課題として組織的に取り組むことで，コミュニティの形成が図られ，コミュニティの自己管理能力を高めていくことにつながる．

2.2 公衆栄養のマネジメントサイクル

公衆栄養活動は，日本国内での施策に基づき，都道府県や市町村で地域保健対策の一環として栄養行政を進める場合でも，海外での援助活動などの国際的活動を行う場合でも，また，公衆栄養の研究としてヒトを対象とした調査研究を行う場合でも共通の基本となる考え方や手法がある．公衆栄養の対象はヒトであり，多種多様な生活状況があることをふまえ情報を統合整理して実施する．

A. 公衆栄養マネジメント

公衆栄養活動は，食生活を通して人々の健康を維持・増進し，QOLの向上を図ることを最終目的とし，**マネジメントサイクル**に基づき実施されることが基本となる．マネジメントサイクルは**PDCAサイクル**[*1]といわれ，plan（P：計画）→do（D：実施・実行）→check（C：点検・評価）→act（A：処置・改善）で構成される（図2.7A）．

組織は，社会やコミュニティ，個人のニーズを満たすために存在するが，マネジメント[*2]とはその各組織特有の使命（目的）達成に向け，組織の維持・発展やそこにかかわる人を成長させ生かしながら，効率的・効果的に活動を進めるために必要とされる考え方全般を示す．このマネジメントの考え方を公衆栄養分野に特

*1 米国の物理学者・統計学者ウォルター・シューハートと米国の統計学者ウィリアム・エドワーズ・デミングらによって提唱された．
*2 オーストリアの経営学者ピーター・フェルディナンド・ドラッカーが提唱した言葉である．

図2.7 PDCAサイクル
［B：厚生労働省，日本人の食事摂取基準（2020年版）報告書］

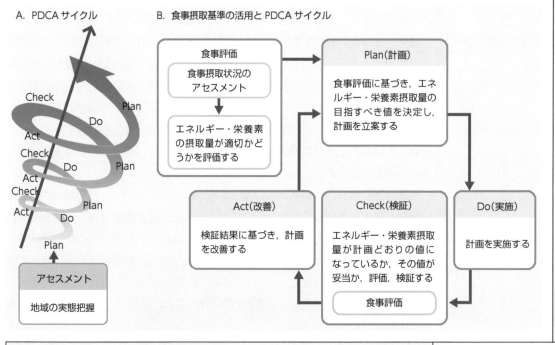

A. PDCAサイクル

B. 食事摂取基準の活用とPDCAサイクル

化したのが，公衆栄養マネジメントであり，公衆栄養活動の目的達成に向け効率的・効果的に活動を展開していくために必要とされる．

B. 公衆栄養マネジメントの基本的考え方

a. PDCAサイクル

公衆栄養分野におけるPDCAサイクルは，健康日本21（第2次）や行政栄養士の基本指針でも明言されているように，公衆栄養活動を推進する際の基本となっている．公衆栄養活動は，集団の健康・栄養評価（地域診断＝アセスメント）→目標設定，介入効果の予測→施策の選択（P）→施策の実施（D）→施策の評価（C）→見直し・改善された目標の設定と介入（A）という一連のPDCAサイクルの流れで実施される．

また，公衆栄養活動と密接な関係にある「日本人の食事摂取基準」でも，健康な個人または集団を対象として，健康の保持・増進，生活習慣病の予防のための食事改善に，食事摂取基準を活用する場合は「食事評価（アセスメント）→PDCAサイクル」に基づく活用を基本とするとされている（図2.7B）．

b. プリシード・プロシードモデル（PRECEDE–PROCEED model，表2.4，図2.8）

公衆栄養学は公衆衛生学の一専門分野であり，先進国の公衆衛生対策は，感染

表2.4　プリシード・プロシードモデルにもとづくアセスメント

	段階	アセスメントの留意点	フィードバック		段階	評価の留意点
アセスメント	第1段階（社会アセスメント）	①対象集団の目指す QOL の内容を明確にする	←	評価	第8段階（結果評価）	・結果評価では第1，2段階に対応した目標（健康問題や QOL の変化）を評価し，フィードバックする
	第2段階（疫学アセスメント）	① QOL に関係する健康問題を抽出する②健康問題に関係する行動・生活習慣，環境要因を抽出し，何に取り組むか優先順位をつけ，目標を設定する			第7段階（影響評価）	・影響評価では，第2段階の参加者の行動・生活習慣・環境要因の変化や第3段階の準備要因，強化要因，実現要因について評価し，フィードバックする
	第3段階（教育／エコロジカル・アセスメント）	以下の3要因を確認し，改善のための目標設定・準備要因：行動を起こすための動機づけとなる知識，意識，信念など→例）行動変容ステージの確認*・強化要因：起こった行動が継続されるために必要な周囲の支援など・実現要因：健康づくりを支援する社会資源など	←		第6段階（プロセス評価）	プログラムの進行状況，資源（コストや人材）の活用状況，スタッフの反応，参加率などを確認し，問題があれば軌道修正する
	第4段階（運営・政策アセスメントと介入調整）	①プログラムを実施する際に利用可能な社会資源を抽出する②現行の政策，法規，組織の方針など，プログラムを実施するうえでの促進要因または阻害要因を検討する③予算を検討し，第1～3段階でのアセスメントをふまえながら計画を立てる	←	実施	第5段階（実施）	各段階の目標値の達成を目指して事業や施策を実施

*　行動変容ステージ
無関心期：6か月以内に行動変容に向けた行動を起こす意思がない時期，関心期：6か月以内に行動変容に向けた行動を起こす意思がある時期，準備期：1か月以内に行動変容に向けた行動を起こす意思がある時期，実行期：明確な行動変容が観察されるが，その持続がまだ6か月未満である時期，維持期：明確な行動変容が観察され，その期間が6か月以上続いている時期

症対策から生活習慣病対策へと移行し，**プライマリヘルスケア**から**ヘルスプロモーション**へと展開してきた．

　プライマリヘルスケアとは，WHOが1978年，「2000年までにすべての人に健康を」の**アルマ・アタ宣言**の下，提唱したもので，「すべての地域住民が例外なく享受でき，実践的で科学的に信頼がおけ，社会的に受け入れられる手段と技術に基づいた基本的なヘルスケア」とされている．

　ヘルスプロモーションとは，WHOが1986年の**オタワ**憲章において提唱した新しい健康観に基づく21世紀の健康戦略で，「人々が自らの健康とその決定要因をコントロールし，改善することができるようにするプロセス」と定義されている．すべての人々があらゆるライフステージ(労働，学習，余暇，愛の場)で健康を享

図 2.8　プリシード・プロシードモデルにもとづいた高血圧を予防する取り組みの例
➡：因果関係
[小西香苗，公衆栄養学第5版(酒井徹ほか 編)，p.134，講談社(2015)]

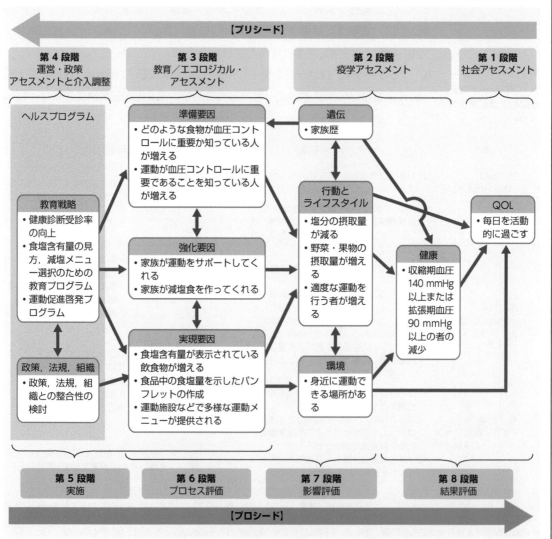

受することのできる公正な社会の創造を健康づくり戦略の目標としている.

　ヘルスプロモーションの理念に基づき，個人や集団が健康にかかわる行動を自発的に変えていくことを実現するためのモデルとして，1991年（2005年に一部改訂）にグリーンとロイターらによって**プリシード・プロシードモデル**が開発された.**プリシード**（PRECEDE*¹）は，教育・環境診断と評価における準備・強化・実現要因の意味であり，第1〜4段階からなる.**プロシード**（PROCEED*²）は，教育，環境開発における政策・法規・組織要因の意味であり，第5〜8段階からなる.健康日本21をはじめ，さまざまな公衆衛生対策においてその手法が用いられている.プリシード・プロシードモデルを具体的に示すと表2.4や図2.8のようになる.

　近年では，国連をはじめ，わが国のいくつかの省庁・都道府県では，**ロジックモデル*³**を活用した政策マネジメントが行われている.時代に応じてマネジメントの考え方が変化することに留意したい.

c. 公衆栄養アセスメント（地域診断）

　公衆栄養アセスメントでは，地域観察として収集した情報から，健康課題を抽出・整理し，把握することが基本となる.アセスメントに先立ち，情報を収集する必要がある（図2.9）.対象集団の現状を把握するための情報収集の手段として**社会調査法**がある（表2.5）.社会調査法は**文献調査**と**実態調査**（観察法，質問紙法）があるが，まずは対象集団の現状把握のために文献調査（既存資料の活用）を十分に行い，必要に応じて実態調査を行う.

(1) 地域観察の方法と活用

①**文献調査**：既存資料には，調査目的別，調査機関別（公的機関，民間機関），調査対象地域（国，都道府県，市町村レベル）や対象集団別などの各種統計データがある（表

*1　predisposing reinforcing and enabling constructs in educational/environmental diagnosis and evaluation
*2　policy, regulatory, and organizational constructs in educational and environmental development
*3　おもに，①セオリー（論理）評価，②プロセス（実行）評価，③インパクト（影響）評価，④コスト・ベネフィット（費用対効果）評価の4つの評価から構成されている.

図2.9　公衆栄養活動における情報収集とアセスメント
必要に応じて情報収集とアセスメントを繰り返す.

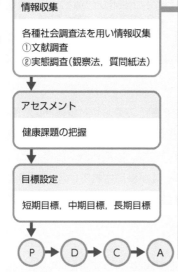

情報収集	都道府県，市町村での既存データの活用の具体例
各種社会調査法を用い情報収集 ①文献調査 ②実態調査（観察法，質問紙法）	・都道府県の健康・栄養調査 ・総人口，高齢化率，平均寿命，健康寿命，年齢階級別死亡者数，年齢調整死亡率，高い死亡率を示す疾患などの人口動態統計 ・特定健診データの活用 ・社会保障のしくみ ・1人あたりの国民医療費や順位 ・要介護認定者数，第1号被保険者に占める要介護認定者の割合 ・保険給付費の特徴 ・高率な医療費を占める疾患とその額 ・入院や外来の受療率 ・特定健診・特定保健指導の実施率 ・65歳以上の医療費が占める割合 ・肥満者の割合の年次推移 ・高齢者の低栄養の傾向

アセスメント

健康課題の把握

目標設定

短期目標，中期目標，長期目標

P → D → C → A

調査方法			特徴	長所	短所
	文献調査		既存資料（統計資料，報告書，論文など）から情報を収集する	時間と費用がかからない	知りたい情報がない場合がある
観察法	統制観察		実験室的に一定の操作を加えて特定の要因間の関係を調査する	結果の定量化が可能	非日常の条件下である
	非統制観察	参与観察	調査者が調査対象集団の生活に溶け込んで調査する	日常の条件下での現象を観察できる	結果の定量化が難しい
		非参与観察	調査者が部外者として調査する		
質問紙法	自計調査（自記式調査）：文書で質問し，文章で回答	留置き法（配票法）	調査者が調査対象者に直接質問票を配布し，後日回収する	面接法と比較し簡便である．調査対象者の都合に合わせられる	本人が回答したか不明である．質問の意味を誤解する可能性がある
		郵送法	質問票を郵送し，記入後返送してもらう	留置き法よりもさらに簡便である．調査対象者の都合に合わせられる	回収率が低い．回収に時間がかかる．本人が回答したか確認するのが困難な場合がある．質問の意味を誤解する可能性がある
		集合法	調査対象者に特定の場所に集まってもらい，回答方法などを説明した後に一斉に質問票に記入してもらい，その場で回収する	短時間に多数の対象者に調査ができる	その場に居合わせた他人の影響を受けやすい．質問の意味を誤解する可能性がある
	他計調査（他記式調査）：口頭で質問し，口頭で回答	面接法	対象者に調査者が面接して聞き取る	回答者を特定できる．回答率が高い．対象者に質問の意図を直接伝えることができる	手間・経費がかかる．調査者の技量により調査結果が左右される．プライバシーを侵害する恐れがある
		電話法	電話をかけ，調査票に従って質問し，調査員が回答を書いていく	迅速に結果が得られる．対象者に質問の意図を直接伝えることができる	長時間にわたる詳細な質問には不向き．調査者の技量により調査結果が左右される．本人が回答したか確認するのが困難な場合がある
		グループディスカッション（フォーカスグループインタビュー）	あるテーマ・事柄について調査対象集団にインタビューしたり，自由に話し合ってもらう	対象者の生の声を直接確認できる．対象者の発言の交互作用により新たな意見や，本音がでることがある	調査者の技量により，討論の質が左右される

（左端の縦書きラベル：実態調査）

表 2.5 社会調査法

2.6)．また，既存資料のおもな活用目的として対象集団の実態や対象集団の比較対照の実態を把握することが挙げられる．健康日本 21（第 2 次）では，都道府県等健康・栄養調査，特定健康診査・特定保健指導の結果，診療報酬明細書（レセプト）の情報なども活用することとされ，データベースが構築されている．都道府県が独自に行う健康・栄養調査は，地域診断に基づいた健康計画の目標設定と評価のための調査として重要である．

②**実態調査**

1）**観察法**：公衆栄養活動の対象者である地域住民の現状を示す項目のいくつか

表 2.6　公衆栄養アセスメントに用いる代表的な既存資料

管轄	統計・調査名	統計・調査内容	おもな集計表	調査間隔
総務庁	国勢調査	性別，年齢，国籍，就業状態，仕事の種類，世帯員の数	・総人口	5年ごと
	家計調査	国民生活における家計収支の実態	・1世帯あたりの年平均1か月の収入と支出 ・収入階級別世帯分布	毎年 （毎月）
	社会生活基本調査	1日の生活時間の配分および1年間のおもな余暇活動	・普段の就業状態 ・世帯家族類型 ・利用施設別行動者数 ・時間帯別行動者数	5年ごと
厚生労働省	人口動態調査	出生・死亡・婚姻・離婚および死産の人口動態事象を把握	・出生数，出生率 ・死亡数，死亡率 ・死産数，死産率 ・婚姻，離婚の数，率	毎年
	生命表	ある期間における死亡状況（年齢別死亡率）死亡率，平均余命などの指標によって表したもの	・生命表（完全生命表・簡易生命表・都道府県別生命表・市区町村別生命表） ・死因別死亡確率	簡易は毎年，完全は5年ごと
	国民生活基礎調査	保健・医療・福祉・年金・所得など国民生活の基礎的な事項について世帯面から総合的に明らかにする	・傷病別通院者率 ・ストレスの原因 ・健康診断受診の有無 ・要介護者，寝たきり者	3年ごとに大規模調査・中間年は簡易調査
	患者調査	病院および診療所を利用する患者の傷病状況など	・推計患者数 ・受療率 ・総患者数 ・在院日数	3年ごと
	国民健康・栄養調査	国民の身体の状況，栄養摂取量および生活習慣の状況	・栄養素等摂取量 ・食品群別摂取量 ・運動習慣の状況 ・喫煙の状況 ・飲酒習慣の状況	毎年
	地域保健・健康増進事業報告（旧：地域保健・老人保健事業報告）	保健所および市区町村の保健施策の展開など	・母子保健，健康増進（栄養，運動，休養，禁煙指導），歯科保健など指導状況 ・職員配置状況	毎年
	衛生行政報告例	衛生関係諸法規の施行に伴う各都道府県，指定都市および中核市における衛生行政の実態を把握	・栄養士免許交付数 ・給食施設数 ・就業医療関係者数	毎年
	食中毒統計調査	食品衛生法による食中毒患者の届出	・食中毒事件・患者・死者数 ・食中毒患者数・死者数	毎年
	乳幼児身体発育調査	乳幼児の身体発育の状態	・身長・体重・胸囲・頭囲のパーセンタイル値 ・幼児の栄養法 ・出生児体位 ・妊娠中の喫煙，飲酒	10年ごと

（つづく）

各種統計ならびに特定健康診査・特定保健指導の結果や診療報酬明細書（レセプト）の情報その他の収集した情報などをもとに，現状分析を行い，健康増進施策の評価の際に，各種調査の結果などを十分活用し，科学的な根拠に基づいた健康増進施策を実施することが求められている．

表2.6　つづき

管轄	統計・調査名	統計・調査内容	おもな集計表	調査間隔
厚生労働省	乳幼児栄養調査	乳幼児の栄養方法および食事の状況など	・授乳期の栄養法 ・離乳食の状況 ・食事状況 ・生活習慣	10年ごと
	介護保険事業状況報告	介護保険制度の運営状況	・第1号被保険者数 ・要介護（要支援）認定者数 ・居宅（介護予防）サービス受給者数 ・地域密着型（介護予防）サービス受給者数	毎年
	国民医療費	医療機関などにおける保険診療の対象となる傷病の治療に要する費用	・国民医療費の状況（診療費，調剤費，入院時食事・生活医療費など）	毎年
環境省	食品廃棄物量・食品ロス量の推計	家庭系食品ロスの実態を把握	・食品ロス発生量（家庭）	2014（H26）年度から毎年
農林水産省	・食品リサイクル法に基づく定期報告結果 ・食品循環資源の再生利用等実態調査結果	事業系食品ロスの実態を把握	・食品ロス発生量（食品関連事業者）	毎年
	食品ロス統計調査	食品ロスの実態を把握	・食品ロス率（世帯，外食）	2015（H27）年度まで
	農林漁業体験学習の取組（教育ファーム）実態調査	市区町村における教育機関，農林漁業者などの「教育ファーム」の取組実態	・市区町村内の教育ファームの取組主体について ・市区町村における教育ファームの推進のため	毎年
	食料需給表	食料生産や最終消費の総量や国民1人あたりの供給純食料および栄養量，食料自給率算出の基礎	・食料需給の動向 ・供給純食料 ・供給熱量，供給栄養素	毎年
文部科学省	学校保健統計調査	幼児，児童および生徒（幼稚園，小学校，中学校，高等学校および中等教育学校）の発育状況，健康状況	・児童等の発育状態（身長，体重および座高） ・児童等の健康状態（栄養状態など）	毎年
	学校給食実施状況調査	学校給食の現状と課題を把握	・学校給食実施状況調査 ・学校給食費調査 ・米飯給食実施状況調査 ・学校給食における食堂・食器具使用状況調査	毎年
	体力・運動能力調査	小学生～大学生，成年，高齢者の体力・運動能力の現状を把握	・年齢別・学校段階別テストの結果 ・年齢別・学校段階別体格測定の結果など	毎年
各都道府県	健康・栄養調査	地域診断に基づく健康計画の目標設定と評価		
特定健診・特定保健指導結果		受診者に限られる		
診療報酬明細書（レセプト）				

　　2.　公衆栄養マネジメント

は，地域観察により得られる．**観察法**は，統制観察と非統制観察がある．統制観察は，たとえば家庭での食事行動を把握するため，生活時間や調理作業など予め記録する事項（行為など）を定めておき，その事項が行われる度に記録する方法である．一方，非統制観察は調査者自らが対象と生活を共にする参与観察と，第3者として観察する非参与観察がある．

2）**質問紙法**：地域住民の現状を量的に把握する手法として，**質問紙法**が用いられる．質問紙法の調査方法は，回答の記述者の違い（自記式と他記式），留置き式か否か，調査票の配布方法・回収方法などで分類される．調査結果は質問紙の妥当性により左右される．またあらかじめ比較対照に用いたい既存資料がある場合は，その既存資料と同一の質問文と選択肢を質問紙に設定するといった，外部妥当性を確保する必要がある．たとえば，国民健康・栄養調査の欠食率と対象集団の結果を比較したい場合は，質問紙に国民健康・栄養調査の欠食の定義*に合わせた質問文を設定しなれればならない．

＊ ①食事をしなかった場合，②錠剤などによる栄養素の補給，③栄養ドリンクのみの場合，菓子，果物，乳製品，嗜好飲料などの食品のみを食べた場合，の3つを合わせたもの

健康・栄養情報の収集と管理

健康・栄養情報には，疾病状況，自覚症状，血液などの生化学検査値，血圧，身長・体重，食事摂取量などがあるが，実態調査により情報を得る場合は，以下の倫理的配慮が必要となる．①研究者が疫学研究を行う場合は，「人を対象とする医学系研究に関する倫理指針」を遵守する．②調査対象者の条件に応じてインフォームド・コンセント（本人への説明と同意）やインフォームド・アセント（子どもへの説明と同意）を実施する（表 2.7），③研究結果を外部に公表する場合は倫理審査を受ける．

表 2.7　新たに試料・情報を取得する場合のインフォームド・コンセント（IC）などの手続

研究対象者のリスク・負担			IC などの手続	研究の例
侵襲	介入	試料・情報の種類		
あり	—	—	文書 IC	未承認の医薬品・医療機器を用いる研究，既承認薬などを用いる研究，終日行動規制を伴う研究，採血を行う研究など
なし	あり		文書 IC または口頭 IC ＋記録作成	食品を用いる研究，うがい効果の有無の検証などの生活習慣に係る研究，日常生活レベルの運動負荷をかける研究など
	なし	人体取得試料		唾液の解析研究など
		人体取得試料以外	文書 IC または口頭 IC ＋記録作成またはオプトアウト（情報公開＋拒否機会）	匿名のアンケートやインタビュー調査，診療記録のみを用いる研究など

［文部科学省・厚生労働省，人を対象とする医学系研究に関する倫理指針ガイダンス，p.71（平成 27 年 3 月 31 日）を一部加筆］

2.3 公衆栄養プログラム

公衆栄養プログラムとは，公衆栄養活動の事業計画全体をいう．地域の情報を収集し，アセスメント（地域診断）により集団全体の健康問題の特徴を分析し，課

基本的な方向			
①健康寿命の延伸と健康格差の縮小		全体目標	

②生活習慣病の発症予防と重症化予防の徹底	NCDの予防	がん	①75歳未満のがんの年齢調整死亡率の減少 ②がん検診の受診率の向上
		循環器疾患	①脳血管疾患・虚血性心疾患の年齢調整死亡率の減少 ②高血圧の改善（収縮期血圧の平均値の低下） ③脂質異常症の減少 ④メタボリックシンドロームの該当者および予備群の減少 ⑤特定健康診査・特定保健指導の実施率の向上
		糖尿病	①合併症（糖尿病腎症による年間新規透析導入患者数）の減少 ②治療継続者の割合の増加 ③血糖コントロール指標におけるコントロール不良者の割合の減少 　（HbA1cがJDS値8.0%（NGSP値8.4%）以上の者の割合の減少） ④糖尿病有病者の増加の抑制
		慢性閉塞性肺疾患（COPD）	①COPDの認知度の向上
③社会生活を営むために必要な機能の維持および向上	社会生活に必要な機能の維持・向上	こころの健康	①自殺者の減少 ②気分障害・不安障害に相当する心理的苦痛を感じている者の割合の減少 ③メンタルヘルスに関する措置を受けられる職場の割合の増加 ④小児人口10万人あたりの小児科医・児童精神科医師の割合の増加
		次世代の健康	①健康な生活習慣（栄養・食生活，運動）を有する子どもの割合の増加 ②適正体重の子どもの増加
		高齢者の健康	①介護保険サービス利用者の増加の抑制 ②認知機能低下ハイリスク高齢者の把握率の向上 ③ロコモティブシンドローム（運動器症候群）を認知している国民の割合の増加 ④低栄養傾向（BMI 20以下）の高齢者の割合の増加の抑制 ⑤足腰に痛みのある高齢者の割合の減少 ⑥高齢者の社会参加の促進（就業または何らかの地域活動をしている高齢者の割合の増加）
④健康を支え，守るための社会環境の整備	地域の絆による社会づくり		①地域のつながりの強化 ②健康づくりを目的とした活動に主体的に関わっている国民の割合の増加 ③健康づくりに関する活動に取り組み，自発的に情報発信を行う企業登録数の増加 ④健康づくりに関して身近で専門的な支援・相談が受けられる民間団体の活動拠点数の増加 ⑤健康格差対策に取り組む自治体数の増加

図 2.10　健康日本 21（第 2 次）の全体の基本的方向および目標（概念図は図 5.5 参照）

題の明確化をはかり，集団の優先的な健康課題を選択する．そのうえで，目的を
もって，目標を立てる．その目標をもとにPDCAの流れを構築する．図2.10に
健康日本21（第2次）の基本的な方向と目標を，表2.8にその中の栄養・食生活に
おける現状と目標の具体的数字を挙げた．各自治体はこれを基本として事業を推
進している．

目　　標
①健康寿命の延伸 ②健康格差の縮小

⑤生活習慣および社会環境の改善					
(1)栄養・食生活	(2)身体活動・運動	(3)休養	(4)飲酒	(5)喫煙	(6)歯・口腔の健康
①適正体重を維持している者の増加(肥満，やせの減少) ②適切な量と質の食事をとる者の増加(主食・主菜・副菜を組み合わせた食事の増加，食塩摂取量の減少，野菜・果物摂取量の増加) ③共食の増加(食事を1人で食べる子どもの割合の減少) ④食品中の食塩や脂肪の低減に取り組む食品企業および飲食店の登録数の増加 ⑤利用者に応じた食事の計画，調理および栄養の評価，改善を実施している特定給食施設の割合の増加	①日常生活における歩数の増加 ②運動習慣者の割合の増加 ③住民が運動しやすいまちづくり・環境整備に取り組む自治体数の増加	①睡眠による休養を十分とれていない者の割合の減少 ②週労働時間60時間以上の雇用者の割合の減少	①生活習慣病のリスクを高める量を飲酒している者(1日あたりの純アルコール摂取量が男性40 g以上，女性20 g以上の者)の割合の減少 ②未成年者の飲酒をなくす ③妊娠中の飲酒をなくす	①成人の喫煙率の減少 ②未成年者の喫煙をなくす ③妊娠中の喫煙をなくす ④受動喫煙(家庭・職場・飲食店・行政機関・医療機関)の機会を有する者の割合の減少	①口腔機能の維持・向上 ②歯の喪失防止 ③歯周病を有する者の割合の減少 ④乳幼児・学齢期のう蝕のない者の増加 ⑤過去1年間に歯科検診を受診した者の増加

項目	現状	目標
①適正体重を維持している者の増加（肥満（BMI25以上），やせ（BMI18.5未満）の減少）	20〜60歳代男性の肥満者の割合　31.2% 40〜60歳代女性の肥満者の割合　22.2% 20歳代女性のやせの者の割合　29.0% （平成22年）	20〜60歳代男性の肥満者の割合　28% 40〜60歳代女性の肥満者の割合　19% 20歳代女性のやせの者の割合　20% （平成34年度）
②適切な量と質の食事をとる者の増加		
ア　主食・主菜・副菜を組み合わせた食事が1日2回以上の日がほぼ毎日の者の割合の増加	68.10% （平成23年度）	80% （平成34年度）
イ　食塩摂取量の減少	10.6g （平成22年）	8g （平成34年度）
ウ　野菜と果物の摂取量の増加	野菜摂取量の平均値282g 果物摂取量100g未満の者の割合61.4% （平成22年）	野菜摂取量の平均値350g 果物摂取量100g未満の者の割合30% （平成34年度）
③共食の増加（食事を1人で食べる子どもの割合の減少）	朝食　小学生15.3% 　　　中学生33.7% 夕食　小学生2.2% 　　　中学生6.0% （平成22年度）	減少傾向へ （平成34年度）
④食品中の食塩や脂肪の低減に取り組む食品企業および飲食店の登録数の増加	食品企業登録数14社 飲食店登録数17,284店舗 （平成24年）	食品企業登録数100社 飲食店登録数30,000店舗 （平成34年度）
⑤利用者に応じた食事の計画，調理および栄養の評価，改善を実施している特定給食施設の割合の増加	（参考値）管理栄養士・栄養士を配置している施設の割合　70.5% （平成22年度）	80% （平成34年度）

表2.8　健康日本21（第2次）の基本的な方向⑤の(1)栄養・食生活の現状と目標

A.　公衆栄養プログラムの目標設定

　改善課題や目標は複数挙がることが多く，最も効果が期待できる課題について，重点的に対応すべきものを設定する（図2.11）．できる限り数値目標とし，事業終了後の評価ができるようにする．目的を決め，それを達成するための目標を優先順位をつけて設定する．ポイントは，抽出した問題の課題改善に要する期間に応じて短期，中期，長期に分類することである．まず長期目標を設定し，その達成のために必要な中・短期目標を設定する．そのため，これらの目標が相互に連動

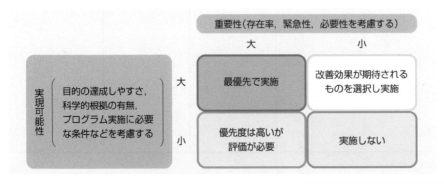

図2.11　プログラムの優先順位
［藤内修二ほか．新版保健計画策定マニュアル，p.80，ライフサイエンスセンター（2001）］

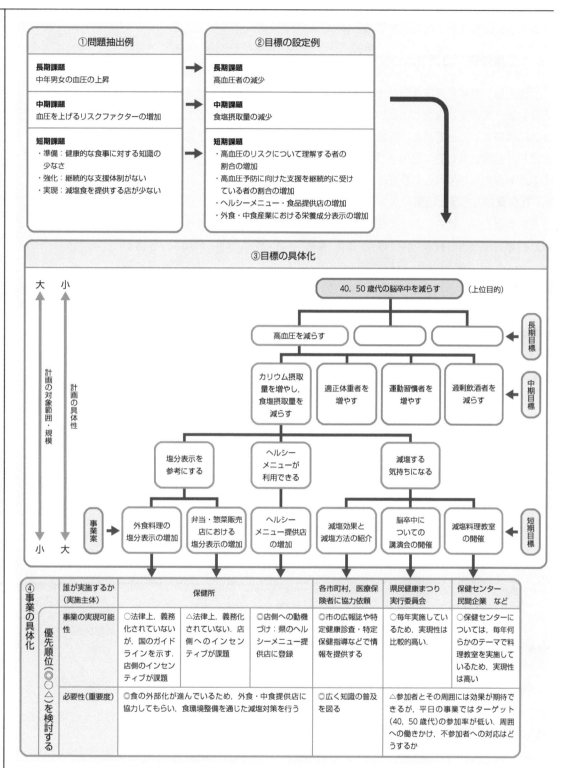

図 2.12 A 県における健康課題の改善のための目標設定と事業案の例

するように設定することが重要である(図2.12).

B. 公衆栄養プログラムの計画

　計画とは，目標を達成するための事業の具体化のことであり，地域社会における社会資源を把握・管理し，実施に関する準備事項，評価のための方法までを具体的に構築することである．行政の事業や研究でも年度(期間)や予算を含む．設定された目標に対して，どのような対象者に向けて実施するのかといった対象者の選定も費用対効果として重要である．

a. 社会資源の把握と活用

　社会資源とは，社会における課題解決に向け，特定の目標を達成するために動員される有形無形の資源(制度，機関，施設，組織，人材，資金，技術，知識など)を指す(表2.9).公衆栄養活動は，行政機関(保健所・保健センターなど)，保健医療福祉分野の専門職能団体，ボランティア，NPO*，民間企業および団体などの社会資源に支えられている．栄養士としてさまざまな分野で活動するためには，これら多様な機関や専門職との多職種協働が求められ，連携し，活用することが重要である(表2.10).たとえば，保健所には栄養士・管理栄養士以外に，医師，歯科医師，薬剤師，獣医師，臨床検査技師，保健師，歯科衛生士などの専門職が配置されている．また，市町村保健センターは，「母子保健法」に基づく1歳6か月健診や3歳児健診，母親学級などの事業，「高齢者の医療の確保に関する法」に基づく特定健康診査・特定保健指導，「介護保険法」に基づく介護保険事業など住民に身近なサービスを行っている．このような社会資源の状況を把握し，自分の活動とのつながりを見つけることも重要である．

　平成26年版厚生労働白書では，地域保健対策の推進にあたって，**ソーシャルキャピタル**(社会関係資本)という考え方を「地域に根ざした信頼や社会規範，ネッ

* nonprofit organization. 非営利組織

表 2.9　社会資源の例
CATV：ケーブルテレビ(より身近な地域の話題が提供される)

保健医療施設	病院・診療所，薬局，保健所・市町村保健センター
運動・スポーツ施設	スポーツクラブ，フィットネスクラブ，運動場，体育館，運動ができる公園，遊歩道，その他の運動施設
健康づくりに活用できる施設など	上記以外でウォーキングや体操のできる場，健康学習などの社会参加のできる場：老人福祉センター，銭湯，温泉，美容院，駅など地域住民が集まる施設，公民館，コミュニティセンター
学校など	大学・短大・専門学校，小・中・高等学校，保育園・幼稚園
マスコミなど	新聞社，テレビ・ラジオ局，CATV
関係機関・団体	栄養士会などの専門職団体，各医療保険者，民間企業，公的研究機関，NPO，商店街・商工会議所，農協，漁協，女性会・老人クラブ，社会福祉協議会
各種マンパワー	健康教育の講師となる人材(栄養ケアステーション登録者，民間企業における出張授業講師など)，食生活改善推進員などのボランティア，管理栄養士・栄養士・医師・歯科医師・薬剤師・保健師・看護師などの専門職

表 2.10　公衆栄養活動に有益な社会資源の例とその特徴

名称	特徴	認定者・設置者
保健所	「地域保健法」に基づく．専門的な保健サービスを行う．精神保健，食品衛生，感染症，母子保健・老人保健の一部を行う．栄養指導員の任命など．所長は原則として医師	都道府県，指定都市，中核市，その他の政令で定める市または特別区が設置
保健センター	「地域保健法」に基づく．住民に身近な保健サービスを行う．地域における母子保健・老人保健の拠点．市町村での健康づくりの場．対人サービスが基本	市町村
栄養指導員	「健康増進法」第19条により，保健所におくことができる．給食施設への指導および栄養指導を行う	都道府県知事が医師または管理栄養士の資格を有する都道府県，保健所を設置する市または特別区の職員のうちから任命
食生活改善推進員	食を通じた健康づくりのボランティア．1959（昭和34）年保健所で養成開始．1997（平成9）年「地域保健法」施行により市町村で養成	市町村
食品衛生責任者	「食品衛生法」において食品関係営業を行う場合，許可施設ごとに食品衛生責任者を置くことが定められている	都道府県ごとの食品衛生協会
健康運動指導士	安全で効果的な運動を実施するための運動プログラム作成および実践指導計画の調整などを行う．1988（昭和63）年から厚生大臣の認定事業として養成，2006（平成18）年度から健康・体力づくり事業財団が認定	健康・体力づくり事業財団
健康運動実践指導者	運動プログラムに基づいて実践指導を行うことができる者をいう．第2次国民健康づくり運動（アクティブ80ヘルスプラン）の一環として，1989（平成元）年より養成	健康・体力づくり事業財団
日本栄養士会	管理栄養士・栄養士免許取得者の職能団体．①医療事業部，②学校健康教育事業部，③勤労者支援事業部，④研究教育事業部，⑤公衆衛生事業部，⑥地域活動事業部，⑦福祉事業部がある	公益社団法人として内閣総理大臣認定
栄養ケア・ステーション	栄養ケアを提供する地域密着型の拠点．地域住民のみならず自治体，民間企業などの各種団体も対象とし，栄養相談，特定保健指導，栄養価計算などの食に関する幅広いサービスを展開する．日本栄養士会または都道府県栄養士会が設置・運営する「栄養士会栄養ケア・ステーション」と，日本栄養士会の認定により栄養士会以外の事業者が設置・運営する「認定栄養ケア・ステーション」がある	日本栄養士会，都道府県栄養士会ほか
地域包括支援センター	地域の高齢者の総合相談，権利擁護や地域の支援体制づくり，介護予防の必要な援助などを行い，高齢者の保健医療の向上および福祉の増進を包括的に支援することを目的とし，地域包括ケア実現に向けた中核的な機関．2005（平成17）年介護保険法改正により新設．	市町村（外部委託可）
地域支援事業	要介護状態予防，要介護状態となった場合でも可能な限り地域において自立した日常生活を送れるよう支援する事業	市町村（外部委託可）
地域包括ケアシステム	重度な要介護状態となっても住み慣れた地域で自分らしい暮らしを人生の最後まで続けることができるよう，住まい・医療・介護・予防・生活支援が日常生活の場（日常生活圏域：約30分以内で駆けつけられる範囲．小学校区程度）で適切に提供できるような地域での体制	市町村
運動型健康増進施設	1988（昭和63）年に国民の健康づくりを推進するため，一定の基準を満たしたスポーツクラブやフィットネスクラブを認定	厚生労働省
温泉利用型健康増進施設	健康増進のための温泉利用および運動を安全かつ適切に実施できる施設	厚生労働省
温泉利用プログラム型健康増進施設	温泉利用を中心とした健康増進のための温泉利用プログラムを有し，安全かつ適切に行うことのできる施設	厚生労働省

トワークといった社会資本等」と位置づけ，これらを活用して，住民による共助（たとえば，市民ボランティアによる市民の健康づくりの普及啓発など）への支援を推進することとしている．また，健康日本21（第2次）では，ソーシャルキャピタルの水準の向上を重視し，「いいコミュニティ」づくりは健康づくりに貢献するとの考えから「地域のつながりの強化（居住地域でお互いに助け合っていると思う国民の割合の増加）」を目標項目に設定した．行政栄養士のみならず，すべての分野で活躍する栄養士・管理栄養士は，ソーシャルキャピタルも社会資源の発展型の1つとしてとらえ，活用したり，自らつくり上げることが期待される．

b. 運営面・政策面のアセスメント

　公衆栄養プログラムは，単独事業として計画するのではなく，国，都道府県，市町村における既存政策や法律，組織などと整合性があるか，また既存政策と実施しようとするプログラムの位置づけを確認することが必要である（プリシード・プロシードモデル第4段階）．公衆栄養プログラムに関連の深い既存政策などについては第5章を参照のこと．

c. 計画策定

　改善すべき課題に基づいて設定した目標達成に向け，運営面・政策面でのアセスメント結果を反映させて基本計画や事業計画を立案する．

(1) 基本計画　　長期目標の達成に向けた政策的な意味合いの強い計画で，健康日本21（第2次），医療費適正化計画，食育推進基本計画などが挙げられる．

(2) 事業計画　　課題解決のために実施される個々の事業に対する具体的な計画であり，たとえば健康日本21（第2次）の関連事業（特定健康診査・特定保健指導，スマート・ライフ・プロジェクト*など）計画などが挙げられる．

　企画した計画は，計画書として仕上げる．計画書に記載するおもな項目は，計画の名称，目的，背景，実施期間，対象者，目標，方法（周知，実施要項），実施者（多職種連携），社会資源（施設や人材など），関連機関と役割，予算，実施効果，評価方法などである．

d. 住民参加

　目標を達成するには対象者を選定する必要がある．選定した対象者によってどのようなアプローチ法をとるかも決まってくる．健康障害を引き起こす危険因子を持つ集団のうち，危険度がより高い者に対してその危険度を下げるよう働きかけをして疾患を予防する方法を**ハイリスクアプローチ**といい，特定健康診査・特定保健指導はこれにあたる．また，多くの人々が個々に少しずつリスクを軽減させることで集団全体としては多大な恩恵をもたらすとし，集団全体をよい方向にシフトさせることを**ポピュレーションアプローチ**という．目標と対象者に応じたアプローチ法をとる．

　また，計画を円滑に実施するために，計画策定の段階で住民などの関係者から

＊　2011年2月より，「健康寿命をのばそう！」をスローガンに国民全体が人生の最後まで元気で健康で楽しく毎日が送れることを目標とした国民運動．「運動」「食生活」「禁煙」の3つのアクションに加え，2014年度からは「健診・検診の受診」を推進している

表 2.11　課題解決型アプローチ，目的設定型アプローチ
行政（実施者）と住民（対象者）との関係性の例．福祉施設や学校などのさまざまな規模の計画に応用できる．
［厚生労働省　健康・体力作り事業財団：地域における健康日本21実践の手引き（2000）を一部改変］

	課題解決型アプローチ	目的設定型アプローチ
特徴	専門家による現状分析から選び出された課題に対して，どのように解決すればよいかという議論の中に住民参加を採り入れる．住民と行政が一緒になって解決策を探る．	まず，目指す方向性を住民と行政が一緒になって皆で考えることからスタートする．計画策定に関与する参加者全員で「目的」となる理想の姿を協議して，目的を共有することが重要となる．
方法	専門家が考えた理想の姿 ↓ 現状把握 ↓ 課題の明確化←目的の共有 ↓　　　　　（住民参加） 計画策定	専門家が考えた理想の姿←目的の共有 ↓　　　　　　　　　　（住民参加） 現状把握 ↓ 課題の明確化 ↓ 計画策定
利点	・実現可能な計画が策定できる ・比較的短時間で策定可能 ・関係者間の調整が容易 ・統計データに基づいた戦略策定が容易	・目的の共有化が図りやすい ・住民が「目的」の議論に参加できる
欠点	・専門家まかせになりやすい ・目的を意識した議論が少ない	・住民に高い意識が必要 ・事務局に一定以上の能力が要求される ・比較的時間がかかる ・関係者間の調整が困難 ・実現困難な計画になる場合がある

の合意を得ることが重要になる．計画策定のアプローチとして**課題解決型アプローチ**と**目的設定型アプローチ**がある（表2.11）．課題解決型アプローチは専門家が現状分析して課題を抽出し，どのように解決すればよいかという議論の中に住民参加を採り入れるもので，目的設定型アプローチは，住民と専門家が一緒に目指す方向性を考えることからスタートさせ，関係者全員で目的となる理想の姿を協議する．

e.　計画の段階で組み入れる評価法

設定した具体的な数値目標に対して，その評価をどのような手法で行うかは，計画段階で組み入れておくべきものである．評価は効率的・効果的な公衆栄養活動の展開のために必須であり，PDCAサイクルの中でも重要視されている．おもな評価として**経過評価**（過程，プロセス），**事業実施量**（アウトプット）**評価**，**影響評価**，**結果評価**（成果，アウトカム），**経済評価**，**総合評価**などがある（図2.13）．計画全体における評価の例を図2.14に，経済評価の具体例を図2.15に示す．

f.　評価のデザイン

健康日本21（第2次）のような数値目標設定型プログラムの評価では，設定した目標に関する指標のプログラム設定時の値（ベースライン値）とプログラム実施後の値を変化量として算出し評価するのが一般的である．その際，単なる数値の変化だけでなく，標本誤差，測定誤差のバイアスも考慮し評価する必要がある．そのため，3章の栄養疫学にあるような考え方や手法が必要となる．

また，公衆栄養プログラムを計画する際，短〜長期目標の各種指標を評価する

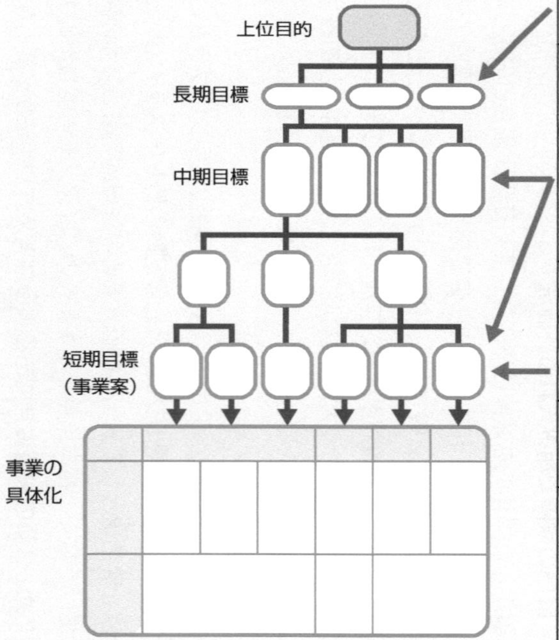

種類	内容	項目	プリシード・プロシードモデル	フィードバック
結果評価（成果、アウトカム）	長期目標に関する項目を評価する	・健康寿命の変化 ・罹患率の変化 ・有病率の変化 ・死亡率の変化 ・QOLの変化 など	第8段階	次回の計画に反映させ、目的や長期目標設定に生かす
影響評価	プログラムの直接的な効果を測定する。プリシード・プロシードモデルの準備要因、強化要因、実現要因や行動、環境など、おもに短・中期目標に関する項目を評価する	・対象者の知識、意識、行動の変化 ・対象者に影響を及ぼす周囲（家族や組織など）の反応や理解度の変化 ・社会資源の利用度の変化 など	第7段階	目標に達していない場合は、原因を検討し、プログラム実施方法などの修正を行う。目標に達している場合は、目標値の上向きな修正などを行う
経過（プロセス、過程）評価	計画したプログラムがどのように実施されたかを短期的に評価する。実施量、経過評価や事業量評価の項目は、経過評価の項目のみをプログラム評価の目的・長期目標としないように留意する	プログラムの過程（手順）や活動状況：指導者のスキル、指導内容のわかりやすさ、参加者の満足度 など	第6段階	計画通りに実施できていない、あるいは何らかの支障がある場合は、計画の途中でも修正を行う。次回の計画に反映させる
事業実施量（アウトプット）評価		プログラム実施結果：参加率、実施回数・実施率 など		
経済評価　費用効果分析	プログラムに実施に投入した予算でどのくらいの影響や成果があったか	「1単位の効果を獲得するためにかけられた費用」を比較する		
経済評価　費用便益分析		「得られた効果」を金銭の単位で表して「得られた便益としたら換えて「かけられた費用」と比較する		
最終的な評価　総合評価	プログラム全体の影響・成果はどのようであったか			次回の計画に反映させる

図2.13　短期、中期、長期目標との関係評価

上位目的

長期目標

中期目標

短期目標（事業案）

事業の具体化

図 2.14 評価のために必要な事項とその評価

[地域における健康日本21実践の手引, p.86]

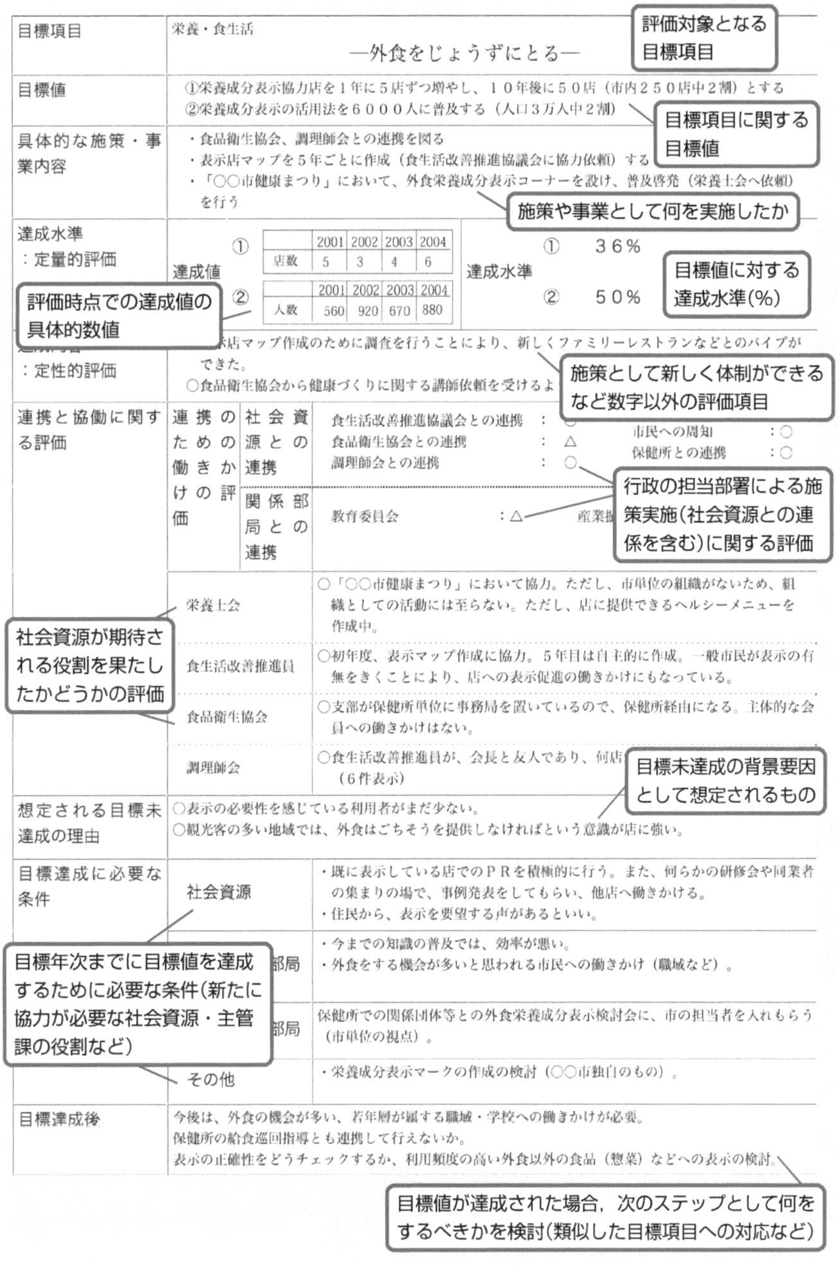

目標項目	栄養・食生活　―外食をじょうずにとる―
目標値	①栄養成分表示協力店を1年に5店ずつ増やし、10年後に50店（市内250店中2割）とする ②栄養成分表示の活用法を6000人に普及する（人口3万人中2割）
具体的な施策・事業内容	・食品衛生協会、調理師会との連携を図る ・表示店マップを5年ごとに作成（食生活改善推進協議会に協力依頼）する ・「○○市健康まつり」において、外食栄養成分表示コーナーを設け、普及啓発（栄養士会へ依頼）を行う

評価対象となる目標項目

目標項目に関する目標値

施策や事業として何を実施したか

達成水準：定量的評価

達成値	①	2001	2002	2003	2004		達成水準	①	36%
	店数	5	3	4	6				
	②	2001	2002	2003	2004			②	50%
	人数	560	920	670	880				

評価時点での達成値の具体的数値

目標値に対する達成水準(%)

達成水準：定性的評価
○表示店マップ作成のために調査を行うことにより、新しくファミリーレストランなどとのパイプができた。
○食品衛生協会から健康づくりに関する講師依頼を受けるよ

施策として新しく体制ができるなど数字以外の評価項目

連携と協働に関する評価

連携のための働きかけの評価

社会資源との連携	食生活改善推進協議会との連携　：○ 食品衛生協会との連携　：△ 調理師会との連携　：○	市民への周知　：○ 保健所との連携　：○
関係部局との連携	教育委員会　：△	産業振...

行政の担当部署による施策実施（社会資源との連携を含む）に関する評価

社会資源が期待される役割を果たしたかどうかの評価

栄養士会	○「○○市健康まつり」において協力。ただし、市単位の組織がないため、組織としての活動には至らない。ただし、店に提供できるヘルシーメニューを作成中。
食生活改善推進員	○初年度、表示マップ作成に協力。5年目は自主的に作成。一般市民が表示の有無をきくことにより、店への表示促進の働きかけにもなっている。
食品衛生協会	○支部が保健所単位に事務局を置いているので、保健所経由になる。主体的な会員への働きかけはない。
調理師会	○食生活改善推進員が、会長と友人であり、何店（6件表示）

目標未達成の背景要因として想定されるもの

想定される目標未達成の理由	○表示の必要性を感じている利用者がまだ少ない。 ○観光客の多い地域では、外食はごちそうを提供しなければという意識が店に強い。

目標達成に必要な条件	社会資源	・既に表示している店でのPRを積極的に行う。また、何らかの研修会や同業者の集まりの場で、事例発表をしてもらい、他店へ働きかける。 ・住民から、表示を要望する声があるといい。
	主管部局	・今までの知識の普及では、効率が悪い。 ・外食をする機会が多いと思われる市民への働きかけ（職域など）。
	関係部局	保健所での関係団体等との外食栄養成分表示検討会に、市の担当者を入れもらう（市単位の視点）。
	その他	・栄養成分表示マークの作成の検討（○○市独自のもの）。

目標年次までに目標値を達成するために必要な条件（新たに協力が必要な社会資源・主管課の役割など）

目標達成後	今後は、外食の機会が多い、若年層が属する職域・学校への働きかけが必要。 保健所の給食巡回指導とも連携して行えないか。 表示の正確性をどうチェックするか、利用頻度の高い外食以外の食品（惣菜）などへの表示の検討。

目標値が達成された場合、次のステップとして何をするべきかを検討（類似した目標項目への対応など）

図 2.15　経済評価（費用効果分析，費用便益分析）
C：cost，E：effectiveness，B：benefit

費用効果分析

「1 単位の効果を獲得するためにかけられた費用」を比較する
C÷E　＝「かけられた費用」÷「得られた効果」

例）メタボリックシンドロームの者を現在より 5％ 減少させた．

プログラム	費用
イ	500 万円
ロ	1,000 万円

→　イのほうが費用効果が高い

費用便益分析

「得られた効果」を金銭の単位で表して「得られた便益」としたうえで「かけられた費用」と比較する
純便益＝B−C＝「得られた便益」−「かけられた費用」

例）	プログラム	削減医療費		費用		純便益
	ハ（抗圧剤投与）	1,000 万円	−	1,000 万円	＝	0 万円
	ニ（減塩対策）	1,000 万円	−	500 万円	＝	500 万円

→　ニのほうが費用効果が高い

ための評価デザインを選択することになる．公衆栄養プログラムを成功させるには，公衆衛生分野で広く使われている**無作為割付比較試験，症例対照研究，コホート研究，介入前後の比較**などの各評価デザインの特徴を十分に理解していることが重要となる（図2.16）．

(1) 無作為割付比較試験　　対象者を無作為にプログラム実施群（介入群）と非実施群（対照群）に分け，両群の指標の違いからプログラムの効果を評価する．しかし，公衆栄養プログラムを実施する群としない群に分けることは，平等性に欠け倫理的に実施が難しい．平等性を保つための方法として，交互（クロスオーバー）法があるが，評価までの時間がかかるため，公衆栄養プログラムでの実施は難しい．

(2) 症例対照研究（ケース・コントロール・スタディ）　　評価指標（健康指標や行動指標など）の有無や強弱により症例群と対照群に分け，各群の過去のプログラムの実施状況からプログラムの効果を評価する．群を規定する評価指標以外の条件（性，年齢階級など）は，両群でできるだけマッチングさせることが望ましい．

(3) コホート研究　　プログラムを実施し，プログラム終了時まで同じ集団を対象に同じ調査を繰り返す縦断調査を行う．プログラム参加群と非参加群の評価指標の推移を調べ，プログラムの効果を比較する．これとは逆に評価指標により群分けし，プログラムの参加率などからプログラムの効果を比較してもよい．

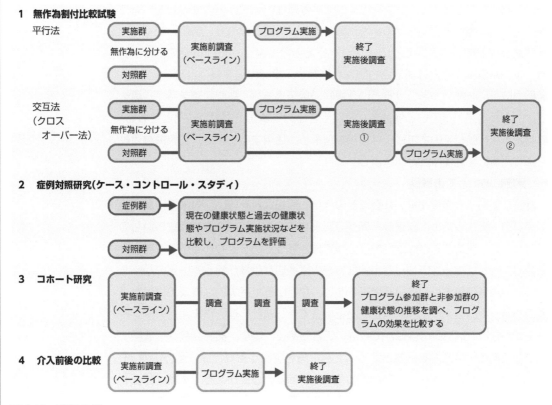

1 無作為割付比較試験

平行法

実施群

無作為に分ける

対照群

実施前調査（ベースライン） → プログラム実施 → 終了 実施後調査

交互法（クロスオーバー法）

実施群

無作為に分ける

対照群

実施前調査（ベースライン） → プログラム実施 → 実施後調査① → 終了 実施後調査② ← プログラム実施

2 症例対照研究（ケース・コントロール・スタディ）

症例群

対照群

現在の健康状態と過去の健康状態やプログラム実施状況などを比較し，プログラムを評価

3 コホート研究

実施前調査（ベースライン） → 調査 → 調査 → 調査 → 終了 プログラム参加群と非参加群の健康状態の推移を調べ，プログラムの効果を比較する

4 介入前後の比較

実施前調査（ベースライン） → プログラム実施 → 終了 実施後調査

図 2.16 評価のデザイン

（4）介入前後の比較　プログラム実施前後の評価指標の変化から，プログラムの効果を評価する．対照群がないため，効果がプログラムによるものなのか平均への回帰現象*などなのかは明確にできない．

C. 公衆栄養プログラムの実施

a. 実施の基本的考え方

　策定した計画をいかに推進していくかが重要である．公衆栄養で扱う対象は集団であるが，集団は個人の集まりであり，個々の行動が全体の計画に影響を与えることは言うまでもない．実施にあたり個々に働きかける手法は栄養指導・教育分野における**行動変容理論**や**ヘルスビリーフモデル**（健康信念モデル），**エンパワメント**などである．健康日本21（第2次）の推進では，従来の知識普及型や専門家主導型から，住民が自ら学習することを支援し，住民が自ら健康にいい行動をとりやすいような環境づくりを行うことが重視されている．

　行動変容とは，行動科学分野で用いられるもので，人が行動を変える場合は「無関心期」「関心期」「準備期」「実行期」「維持期」の5つのステージをとると考えられており，行ったり来たりしながら進むとされている．また，ヘルスビリーフモデ

*　たとえば1回目の血圧測定で，真の値より高くなった者は，2回目の測定では低い値（真の値に近づく）となる現象．

ルは行動変容の理論の1つで，疾患に対する罹患性の認知，重大性の認知，有益性の認知，障害性の認知をどのように感じるかで行動が異なり，また，メリットとデメリットのバランスをどのようにとらえるかによっても行動が変わるとする．エンパワメントとは湧活とも訳され，社会，組織の構成員ひとりひとりが，発展や改革に必要な力をつけるという意味の用語であり，夢や希望を与え，勇気づけ，人が本来持っているすばらしい，生きる力を湧き出させることとされる．このような行動科学のさまざまな理論を理解し，活用することで，公衆栄養活動をより円滑に実施することが望ましい．

b. 実施にあたっての準備

　計画に従い，多職種連携，社会資源の活用，周知などを行い，対象者に具体的にアプローチするために詳細な準備が必要となる．たとえば事業名は難しいものであっても，周知する際は住民が自分が対象となっているとわかる，興味を引くものでなければならないし，会場となる場所に適切な設備が整っているのか，あるいは対象者の集まりやすい時間帯であるのかといった基本的な事項の検討が必要である．実施後アンケートなどをとる場合でも，統計処理を踏まえたアンケートを作らなければ結果の評価ができないこともある．また，実施回数が複数回にわたる，あるいは経過を必要とするような計画を実施する場合は，進行管理（モニタリング）が必要となり，そのための手段も準備する必要がある．実施は評価を伴うものであり，評価するためにエビデンスに基づいた手段が必要であり，それが栄養疫学である．

D.　公衆栄養プログラムの評価改善

　計画時に決めた評価すべき事項や手法により評価を行い，目標に達した場合はよいが，達しない場合は公衆栄養プログラムの計画を改善する必要がある．達した場合でも次の課題が見えてくるため，なぜかという理由を考察し，具体的数字を挙げ，改善課題を次年度の事業計画に盛り込んでいく．関係部署に同じような課題はないか，あるいは同じような目標を掲げた他の自治体での成功例はないかといった情報も収集し，PDCAサイクルをスパイラルアップさせる．

　健康日本21は，当初2000（平成12）年から10年の運動期間であったが，2007（平成19）年に出された中間評価報告によって（表2.12），目標に対し悪化している項目があるなど対策の見直しが迫られ，また，医療制度改革による計画期間を考慮し，2年延長し2012（平成24）年度をもって最終評価とする改訂が行われた．この最終評価をうけ，第2次が2022（平成34）年度まで実施される．第2次では，目標設定後5年を目途にすべての目標について中間評価（2018（平成30）年9月中間評価報告書公表）（表2.13）を行うとともに，目標設定後10年を目途に最終評価を行うとしている．医薬基盤・健康・栄養研究所は，各都道府県の事業につ

表 2.12　健康日本 21 の中間評価と最終評価

中間評価	**【健康日本 21 の全般的な評価】** 健康日本 21 は, 健康づくりに関する各種指標について数値目標を設定し, 国民が一体となった健康づくり運動を推進する手法を導入したことにより, 国民の健康指標に関する各種データの体系的・継続的なモニタリング, 評価が可能となった. また, 都道府県および市町村においては, 健康増進計画の策定が進んでおり, すべての都道府県で都道府県計画が, 約半数の市町村で市町村計画が策定されている. 健康日本 21 の中間評価における中間実績値からは, たとえば, 脳卒中, 虚血性心疾患の年齢調整死亡率の改善傾向が見られるものの, 高血圧, 糖尿病の患者数は特に中高年男性では改善していない. また, 肥満者の割合や日常生活における歩数のように, 健康日本 21 策定時のベースライン値より改善していない項目や, 悪化している項目が見られるなど, これまでの進捗状況は全体としては必ずしも十分ではない点が見られる.	**【課題】** 総花主義的でターゲットが不明確(「誰に何を」が不明確) 目標達成に向けた効果的なプログラムやツールの展開が不十分 政府全体や産業界を含めた社会全体としての取り組みが不十分 医療保険者, 市町村などの関係者の役割分担が不明確 保健師, 管理栄養士など医療関係者の資質の向上に関する取り組みが不十分 現状把握, 施策評価のためのデータの収集, 整備が不十分

最終評価	**【全体の目標達成状況等の評価】** ・9 つの分野の全指標 80 項目のうち, 再掲 21 項目を除く 59 項目の達成状況は次のとおり. A の「目標値に達した」と B の「目標値に達していないが改善傾向にある」を合わせ, 全体の約 6 割で一定の改善がみられた.		**【次期運動の方向性】** ①社会経済の変化への対応 ・家族・地域の絆の再構築, 助け合いの社会の実現(東日本大震災からの学びなど) ・人生の質(幸せ・生活満足度など)の向上 ・すべての世代の健やかな心を支える社会の在り方の再構築など ②科学技術の進歩を踏まえた効果的なアプローチ ・進歩する科学技術のエビデンスに基づいた目標設定 ・個々の健康データに基づき地域・職域の集団をセグメント化し, それぞれの対象に応じて確実に効果があがるアプローチを展開できるしくみ ・最新技術の発展を視野に入れた運動の展開 ③今後の新たな課題(例) ・休養・こころの健康づくり(睡眠習慣の改善, 働く世代のうつ病の対策) ・将来的な生活習慣病発症の予防のための取り組みの推進 ・高齢者, 女性の健康 ・肺年齢の改善(COPD, たばこ)など
	A：目標値に達した	メタボリックシンドロームを認知している国民の割合の増加, 高齢者で外出について積極的態度をもつ人の増加, 80 歳で 20 歯以上・60 歳で 24 歯以上の自分の歯を有する人の増加など	
	B：目標値に達していないが改善傾向にある	食塩摂取量の減少, 意識的に運動を心がけている人の増加, 喫煙が及ぼす健康影響についての十分な知識の普及, 糖尿病やがん検診の促進など	
	C：変わらない	自殺者の減少, 多量の飲酒する人の減少, メタボリックシンドロームの該当者・予備群の減少, 高脂血症*の減少など	
	D：悪化している	日常生活における歩数の増加, 糖尿病合併症の減少など	
	E：評価困難	特定健康診査・特定保健指導の受診者数の向上(平成 20 年からの 2 か年のデータに限定されるため)	

これらをふまえ第 2 次が実施されている.
＊　脂質異常症

いてまとめ, 継続的に数値の推移などをモニタリングし, 分析評価事業として公表している.

演習 2-1　公衆栄養アセスメントの目標と方法について説明せよ.
演習 2-2　公衆栄養プログラムの目標を設定する際のポイントについて述べよ.
演習 2-3　公衆栄養プログラムを評価する意義と方法について説明せよ.
演習 2-4　保健所および市町村保健センターの栄養士業務についてまとめよ.

表2.13　健康日本21（第2次）中間評価における評価の結果

	a：改善している（＊現状のままでは最終目標到達が危ぶまれるもの）	b：変わらない	c：悪化した	d：評価困難
全体目標 ①健康寿命の延伸と健康格差の縮小	・健康寿命の延伸 ・健康格差の縮小			
②生活習慣病の発症予防と重症化予防の徹底	・75歳未満のがんの年齢調整死亡率の減少＊ ・がん検診の受診率の向上＊ ・脳血管疾患・虚血性心疾患の年齢調整死亡率の減少 ・高血圧の改善 ・特定健康診査・特定保健指導の実施率の向上＊ ・血糖コントロール指標におけるコントロール不良者の割合の減少	・脂質異常症の減少 ・メタボリックシンドロームの該当者及び予備群の減少 ・糖尿病合併症（糖尿病腎症による年間新規透析導入患者数）の減少 ・糖尿病の治療継続者の割合の増加 ・糖尿病有病者の増加の抑制 ・COPDの認知度の向上		
③社会生活を営むために必要な機能の維持及び向上	・自殺者の減少 ・メンタルヘルスに関する措置を受けられる職場の割合の増加＊ ・小児人口10万人当たりの小児科医・児童精神科医師の割合の増加 ・健康な生活習慣（栄養・食生活，運動）を有する子どもの割合の増加＊ ・ロコモティブシンドロームを認知している国民の割合の増加 ・低栄養傾向の高齢者の割合の増加の抑制 ・足腰に痛みのある高齢者の割合の減少＊	・気分障害・不安障害に相当する心理的苦痛を感じている者の割合の減少 ・適正体重の子どもの増加 ・介護保険サービス利用者の増加の抑制 ・高齢者の社会参加の促進（就業又は何らかの地域活動をしている高齢者の割合の増加）		・認知機能低下ハイリスク高齢者の把握率の向上
④健康を支え，守るための社会環境の整備	・地域のつながりの強化 ・健康づくりに関する活動に取り組み，自発的に情報発信を行う企業登録数の増加 ・健康づくりに関して身近で専門的な支援・相談が受けられる民間団体の活動拠点数の増加 ・健康格差対策に取り組む自治体の増加	・健康づくりを目的とした活動に主体的に関わっている国民の割合の増加		
⑤栄養・食生活，身体活動・運動，休養，飲酒，喫煙及び歯・口腔の健康に関する生活習慣及び社会環境の改善に関する目標　栄養・食生活	・食品中の食塩や脂肪の低減に取り組む食品企業及び飲食店の登録数の増加 ・利用者に応じた食事の計画，調理及び栄養の評価，改善を実施している特定給食施設の割合の増加＊	・適正体重を維持している者の増加 ・適切な量と質の食事をとる者の増加 ・共食の増加		
身体活動・運動	・住民が運動しやすいまちづくり・環境整備に取り組む自治体数の増加	・日常生活における歩数の増加 ・運動習慣者の割合の増加		
休養	・週労働時間60時間以上の雇用者の割合の減少＊	・睡眠による休養を十分とれていない者の割合の減少		

つづく

表 2.13　つづき

⑤栄養・食生活，身体活動・運動，休養，飲酒，喫煙及び歯・口腔の健康に関する生活習慣及び社会環境の改善に関する目標	飲酒	・未成年者の飲酒をなくす ・妊娠中の飲酒をなくす*	・生活習慣病のリスクを高める量を飲酒している者の割合の減少	
	喫煙	・成人の喫煙率の減少* ・未成年者の喫煙をなくす ・妊娠娠中の喫煙をなくす* ・受動喫煙の機会を有する者の割合の減少*		
	歯・口腔の健康	・歯の喪失防止 ・乳幼児・学齢期のう蝕のない者の増加 ・過去1年間に歯科検診を受診した者の割合の増加	・口腔機能の維持・向上	・歯周病を有する者の割合の減少

3. 栄養疫学

　公衆衛生（地域保健）の分野では，**疫学**という手法により多くの調査研究が行われ，その結果が積み重ねられている．

　疫学とは，人間集団において，健康に関連する事象の発生の**頻度**と**分布**，それらに影響を与えている**規定要因**を研究することによって，エビデンスを明らかにする科学である．疫学によってもたらされる研究成果を，健康課題の解決に役立て，有効な対策を確立する．そのおもな目的は，

①疾病や健康事象発生の要因を調査して，予防方法を研究する

②疾病の発症から治療までの経過を調査し，治療方法を検証する

③観察集団の罹患率，有病率，死亡率などから集団の健康状態を評価する

④医療や健康づくり施策などの介入による影響を評価する

ことにある．

　疫学の中でも，栄養・食生活と健康課題の関連について科学的に明らかにする研究が**栄養疫学**である．栄養疫学は公衆栄養活動における基礎的な資料の作成，公衆栄養プログラムにおける評価などに欠かせない手法である．計画の段階で評価法が決まっていなければならず，実施にあたって評価できる調査法でなければならない．

　栄養疫学では，情報を得るための食事調査法と，情報を解析するための手法について学ぶ．これらはヒトの集団を対象とした公衆栄養学の研究を行う際の基本事項であるから身につけるべきスキルである．しかし，結果から導き出される解釈をするためには，さまざまな栄養学に関する知識と情報を駆使する必要があり，常に本当にそう解釈してよいのかという疑いの目をもってデータを考えることも必要となる．

　なお，「国民健康・栄養調査」や「日本人の食事摂取基準」は国立健康・栄養研究所が集計・分析を行っている栄養疫学の成果である．

3.1 栄養疫学に必要な指標

公衆栄養活動報告において，たとえば，「健康教室の参加者が100人で，ほとんどの人が参加してよかったとアンケートに答えた」という事業の報告では，何も評価ができない．人口何人の市で目標を達成するために必要な対象者は何人で，そのうち成果をあげるために必要な人数は何人だったのか．100人が多いのか少ないのかさえわからない．また，参加したことによって何がどう変わってよかったのか具体的な数字を挙げていくことが公衆栄養活動で必要とされる．そのため，評価に必要な**公衆衛生指標**があり，それらの意味と違いを知ることが第一歩である．

A. 指標の尺度

統計資料には，割合，率，比による指標がある（図3.1）．

(1) 割合　分子となるものが分母の一部を構成している．たとえば，男女共学のクラスの男子の割合であり，総人口に占める高齢者の割合（老年人口割合）＝老年人口/総人口（年少人口＋生産年齢人口＋老年人口）である．

(2) 率　割合と同義語であり，分子となるものが分母の一部を構成しているが，ある時期におけるある事象の頻度をその期間にその事象をとる可能性のある数で割ったものである．たとえば，ある日のクラスのマスク着用率であり，出生率（一定期間の出生数の人口に対する割合で，通常人口1,000人あたりの年間の出生児数の割合）である．率は割合となる場合とならない場合がある．

(3) 比　異なるものの頻度の違いを割り算で示すもので，分母と分子は異質である．たとえば，クラスの男女比であり，出生性比（女児100人に対して男児の出生数）である．

図 3.1　割合，率，比

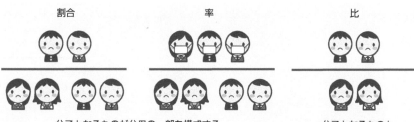

B. 健康に関連する事象の発生の頻度を表す指標

集団における健康に関連する事象の発生の頻度を表す指標には，罹患率，有病率，死亡率などがある.

a. 罹患率

ある期間中にある疾患に新たに罹患した人の割合をいう（罹患率＝患者発生数/人口）．たとえば，ある1年間に保健所に届け出のあった新規結核患者数が6万人だったとすると，日本の人口を1億2千万人とすれば，罹患率は60,000/120,000,000＝0.0005である．人口10万人あたり（人口10万対）で表すことが多いために，これに×100,000して，50.0とし，罹患率は人口10万対50.0であるという.

しかし，調査対象者の観察を一定期間行うと，その間に転出（脱落）や死亡などによって観察集団の人数が変化をする．そのため，人年法を用いて対象者の観察期間を算出して，集団全員の観察期間を足して分母とし，観察期間中に当該集団で新たに発症した患者数を率で表す方法がある．人年法では，1人の対象者を1年間観察した場合の観察期間を1単位（1人年）として，観察集団の全観察期間を表す.

人年法を用いた罹患率

$$\frac{一定期間中に新たに疾病に罹患した人数（人）}{観察集団での観察期間の総和（人×年）}$$

たとえば，対象者5名を5年間観察したとする（図3.2）．観察年の途中で転入，転出，罹患，死亡が発生した場合は0.5人年，同観察1年内に転入，転出，罹患，

図 3.2　人年法による罹患率と死亡率

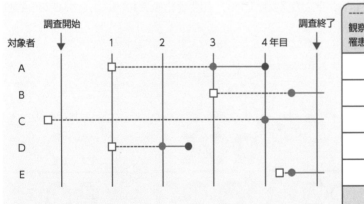

対象者	------- の 観察開始から 罹患まで観察した年	------- ＋ ―― の 観察開始から調査終了または死亡まで観察した年
A	2	3
B	1.5	2
C	4	5
D	1	1.5
E	0.25	0.5
	8.75 人年	12 人年

□ 観察開始，● 罹患，● 死亡
5人罹患したので罹患率は5人／8.75人年，2人死亡したので死亡率は2人／12人年と計算する.

死亡が発生した場合は0.25人年として計算する. 図3.2の場合, 罹患率は5人/8.75人年 (≒0.571) となり, 100人年対57.1の発生率と表現する.

b. 有病率

ある一時点における観察集団内での有病者の割合をいう. たとえば, 今年の国民健康・栄養調査における高血圧症の者は40%であったなどと表現する.

$$\frac{ある一時点における観察対象集団内の有病者数 (人)}{ある一時点における観察対象集団の人数 (人)}$$

基本健診の受診者10,000人において, 疾病Aの疑いのある者900人 (そのうち確定診断者数150人), 治療中100人, 疾患の疑いなしの者9,000の場合の有病率は, 確定診断者数150人と治療中100人が有病者数となり250/10,000×100 (%) =2.5%となる.

c. 死亡率

ある期間中にある疾病で死亡する人の割合をいう. たとえば, 人口動態統計による今年の脳卒中死亡率は人口10万対100であると表現する. 観察集団の全観察期間を分母として, 観察期間内に死亡した人数を分子とした率である.

$$\frac{一定期間中での死亡した人数 (人)}{観察集団での観察期間 (死亡するまでの) の総和 (人年)}$$

ここでも人年法を用いて表現する. 人口1,000人の村で10年間での死亡数は20人であった場合, 人年法による村の死亡率 (10万人年対) は, 20人/(1,000人×10年)×100,000人=200 (10万人年対) となる. 図3.2では罹患率とあわせて死亡率も示した.

C. 健康に関連する事象の発生の分布

分布には, 時間, 場所, 人の属性の3要素 (表3.1) がある. 高木兼寛が脚気の原因を感染症 (原因菌) ではなく, 栄養の欠陥であるとした優れた疫学的研究も, 日本海軍には多発するが, 英国海軍には発症しないなどに着目したことに始まる. その事象がいつ, どこで, どのような人 (集団) に起きているのかの分布は, 世界的にも日本においても地域ごとの特徴的な食生活や食習慣があることから栄養疫学上, 重要な要素である.

表3.1 分布の3要素の具体例

要素	具体例
時間	季節変動, 時間帯による変動など
場所	寒暖による地域差, 都市部と農村部との差など
人の属性	人種, 性別, 年齢, 体型, 職業, 宗教, 教育水準など

宿主因子	性別，年齢，人種，身長，体重，家族歴，体質，性格など
環境因子	自然環境　：気温，湿度，気圧，日照時間 人為的環境：社会階層，経済，宗教，文化，教育など
病因因子	生物学的因子：細菌，ウイルス，寄生虫など 化学的因子　：農薬，医薬品，環境汚染物質など 物理学的因子：騒音，温熱，放射線，振動など

表 3.2　曝露要因の分類

D. 要因

健康に関連する事象（健康事象）を発生させる要因を曝露要因といい，表3.2に示す宿主因子，環境因子，病因因子に分類される．宿主因子は対象者の持つ個性であり，環境因子は環境から受けるものである．病因因子は生物学的・化学的・物理学的因子に分けることができる．現在では生活習慣病が主要死因であり，栄養・食生活，身体活動，喫煙，飲酒などの生活習慣がその発症要因となっている．栄養疫学での曝露要因は，大別すると栄養素摂取量，食物摂取量，食行動の3つとされる．

E. 疫学における既存資料の活用

疫学において，新たに観察集団を対象にした調査研究をするほかに，国や地方自治体などが実施している調査結果である既存資料を活用することもできる．国民の健康状況・医療・健康づくり施策に関する資料には，国が経年的に作成した信頼度の高い資料が数多くあり，これらを疫学研究に活用する（表2.7参照）．

3.2　食習慣と健康・生活習慣病に関する栄養疫学研究の例

栄養疫学での曝露要因である栄養素摂取量，食物摂取量，食行動については，生活習慣病に関する栄養疫学研究として，厚生労働省研究班をはじめ多くの研究結果が公表されている．

A. 飽和脂肪酸と心筋梗塞発症リスクの研究

厚生労働省研究班NIPPON DATA[*1]研究では，一般住民を対象として1980（昭和55）年に実施された国民栄養調査（現行の国民健康・栄養調査）に参加した当時30歳から79歳であった男女のうち，脳卒中や心筋梗塞などの既往歴のある者などを除外した9,112人について，24年間追跡している．

その結果，飽和脂肪酸[*2]の摂取量が多くなるにつれ，心筋梗塞の発症率は高

*1　国が実施した全国調査である循環器疾患基礎調査対象者の長期追跡研究で，得られたエビデンスは，健康日本21の策定，日本動脈硬化学会の診療ガイドライン策定などに活用されている．
*2　飽和脂肪酸含有量が多い食品：脂肪の多い牛・豚肉類，牛乳，チーズ，バター，ショートニング，ココナッツ油

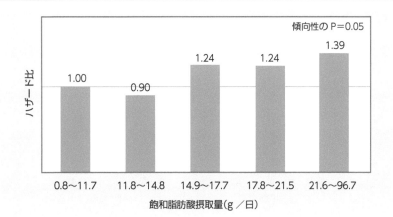

図 3.3 飽和脂肪酸摂取量と心筋梗塞発症リスク
ハザード比とは追跡期間を考慮した相対危険（度）のこと．P = 0.05 とは，「飽和脂肪酸摂取量が多くなるにつれて，心筋梗塞の発症リスクが増える」という判断が間違っている確率（probability，危険率）が 5%（= 0.05）であることを意味する．
[国立がん研究センター HP，http://epi.ncc.go.jp/jphc/outcome/3273.html]

い結果となり，多い群では少ない群に比べて，その発症リスク（ハザード比）が大きいことが判明した（図3.3）．飽和脂肪酸摂取量が多いほどLDLコレステロール値が上昇する．LDLコレステロール値が高いと心筋梗塞発症・死亡リスクが増すため，「心筋梗塞2次予防ガイドライン」では，飽和脂肪酸の摂取量を総エネルギーの7%以下に制限している．

B. 野菜と果物の摂取との循環器疾患死亡リスクの研究

NIPPON DATA研究において，野菜と果物を合計で1日490g程度（例：野菜5皿と果物1回）を摂取することで，循環器疾患死亡リスク（ハザード比）が1日280g程度しか食べない群と比較して28%低下することが示された（図3.4）．これにより，野菜を毎食，果物を1日1回，毎日食べることで，将来の脳卒中や心臓病を予防できる可能性が示された．死亡リスクの低下と有意に関連した野菜・果物摂取量が490g程度は，健康日本21（第2次）の栄養・食生活分野における目標である「野菜摂取量（1日）350g」，「果物摂取量（1日）100g未満の者の減少」とほぼ同

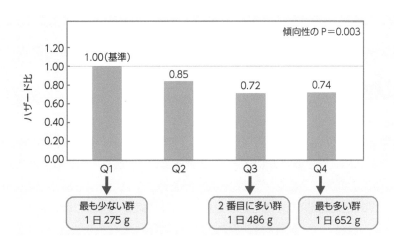

図 3.4 野菜・果物摂取量と循環器疾患死亡リスク
[NIPPON DATE：Okuda N et al., Eur. J. Clin. Nutr, 69, 482-488（2015）]

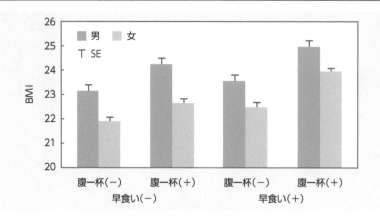

図 3.5　早食い・お腹いっぱい食べると BMI の関連
SE：標準誤差．グラフは平均値＋標準誤差を示している．
[Maruyama K *et al.*, BMJ, 2008. Oct 21; 337: a2002. doi: 10. 1136/bmj. a2002]

等であった．

C.　食べる速さと体格の関連についての研究

　2008（平成20）年に成人 3,387 人に実施された疫学調査では，「早食い」に加えて「お腹いっぱい食べる」かどうかを分析した結果，「早食い」かつ「お腹いっぱい食べる」群は，そうでない群（早食いでない，かつ，お腹いっぱい食べない）に比べて BMI が高い値を示したことを報告している（図3.5）．

3.3　栄養疫学調査

　栄養疫学の研究には多様なデザインがあるが，大きくは観察研究と介入研究に分けられる．観察研究は，対象集団の栄養・食生活状況から健康事象の頻度や分布を調査・分析する方法である．観察研究は，さらに記述疫学と分析疫学に分類される．一方，介入研究は，対象集団に介入するグループ（介入群）と介入しないグループ（対照群）に分けて，介入効果を分析する方法である（図3.6）．

A.　観察研究

a.　記述疫学

　疫学での研究の第一段階として，観察集団での健康事象の発生頻度や分布をありのまま記述し，発生要因の仮設を立て研究する方法である．記述疫学の歴史は，1950 年代にロンドンでコレラの流行があった時，ジョン・スノウが患者の発生状況について調査研究をしたことが始まりといわれている（p.46 コラム参照）．

図 3.6　疫学研究のデザイン

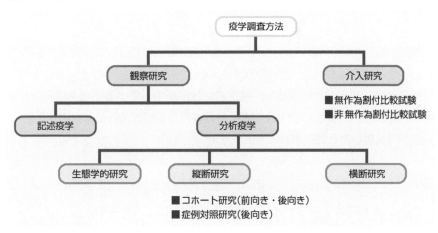

b. 分析疫学

　分析疫学には，生態学的研究，縦断研究，横断研究がある*.

(1) 生態学的研究　　生態学的研究は国や地域（都道府県，市町村）などの集団レベルでの健康事象の発生や分布と曝露要因との相関関係を観察する研究手法である．データは，既存の資料を用いることができるため，費用や時間を比較的かけずに実施できる．ただし，集団から得られた結果は，必ずしも個人単位に当てはまるものではない．それは，曝露要因と健康事象の発生には交絡因子が存在するために，得られた結果の関連が見かけ上のものであることがある．交絡因子とは曝露要因（原因）と健康事象発生（結果）に何らかの影響を及ぼす因子のことをいう．たとえば，喫煙と虚血性心疾患発生の関連を調査したところ喫煙本数が多い者ほど，虚血性心疾患が多いという結果が出た．一方，脂質摂取量が多い者ほど虚血性心疾患の発生が多いという結果も出ている．さらに，喫煙本数が多い者ほど脂質摂取量が多かった．この場合，脂質摂取量が交絡因子となり喫煙が虚血性心疾患発生の要因と結論することはできない．研究例としては，各県の平均食塩摂取量と肥満の相関関係を観察するものなどがある．

(2) 縦断研究　　同一対象者・集団をある期間追跡するもので，コホート研究と症例対照研究がある（表3.3）.

表 3.3　コホート研究と症例対照研究の比較

	コホート研究	症例対照研究
研究期間	長い	比較的短い
分類	要因の曝露を受けた群と受けない群	疾病に罹患した群（症例群）と罹患していない群（対照群）
稀な疾患	適していない	適している
費用・労力	大きい	小さい
相対危険	算出可能	近似値としてオッズ比を算出
寄与危険	算出可能	算出不可能

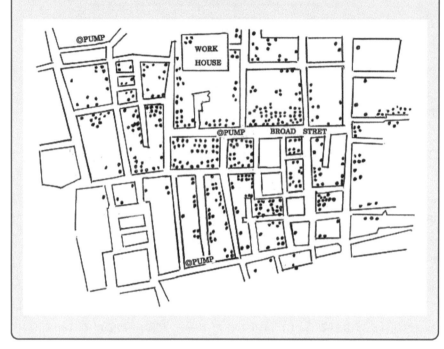

疫学の父　ジョン・スノウ

1854年にイギリスのロンドンにあるBroad streetでコレラが大流行した. コレラ菌が発見される30年前の出来事で, スノウはコレラ患者の発生を詳細に観察して地図上に記述し, 特定の地域に集中していることを明らかにした. その結果, Broad streetにある共同井戸が原因であることを突き止め, 井戸を封鎖したところ患者の発生が減少した.

①**コホート研究**：コホート研究は, 分析疫学の研究方法の1つである. 記述的研究では, 疾病などの発生要因の仮設を立てるに留まっていたが, コホート研究では, 仮説の検証をして曝露要因と疾病との関係を明らかにしていく. 疾病に罹患していない集団を対象に, 要因に曝露されている群 (曝露群) と要因の曝露を受けていない群(非曝露群)を設定し, 両群を追跡して疾病発生頻度を比較する.

　図3.3の「飽和脂肪酸の摂取と心筋梗塞発症リスク」はコホート研究の例で, 飽和脂肪酸高摂取群と低摂取群の両群の間で心筋梗塞の発症リスクの違いを比較して飽和脂肪酸摂取と心筋梗塞発症との関係を明らかにする (図3.7). 曝露群と非曝露群の両群の間で疾病の罹患率や死亡率に違いがあるかを比較する指標として**相対危険, 寄与危険, 寄与危険割合**がある.

ⅰ) **相対危険**：相対危険とは, 要因の曝露群と非曝露群との罹患率(死亡率)の比(リスク比) である. 「要因に曝露した場合, それに曝露しなかった場合に比べて何倍疾病にかかりやすくなるか, すなわち疾病罹患と要因曝露との関連の強さ」を示す.

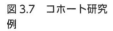

図3.7 コホート研究例

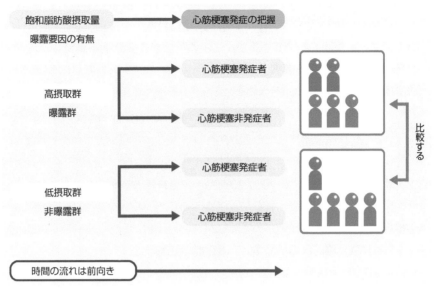

相対危険＝曝露群の罹患率／非曝露群の罹患率

ⅱ）**寄与危険**：寄与危険とは，要因の曝露群と非曝露群との罹患率（死亡率）の差（リスク差）で「曝露要因がある場合は，ない場合に比較して疾病頻度がどのくらい増えたか」，「曝露要因がない場合は，ある場合に比較して何人減らすことができるか」を示す指標である．

寄与危険＝曝露群の罹患率－非曝露群の罹患率

ⅲ）**寄与危険割合**：寄与危険割合は，要因の曝露群での罹患のうち，何％が本当に曝露によるものかを示す指標である．曝露群において，曝露要因を取り除けばどの程度疾病発生を減らすことができるかを示す．

寄与危険割合＝（曝露群の罹患率－非曝露群の罹患率）／曝露群の罹患率

②**症例対照研究**：研究対象となる疾病に罹患している群（症例群）と罹患していない群（対照群）を設定して，**過去にさかのぼり**仮説によって立てられた要因への曝露状況を比較する研究である．対照群の年齢・性別などは，できるだけ症例群と一致させておく．

たとえば，潰瘍性大腸炎の発症要因を明らかにする症例対照研究がある（東あかねほか，日衛誌，45，p.1035-1043（1990-1991））．潰瘍性大腸炎は，生活様式の欧米化，特に食生活における変化が発症に関与しているのではないかといわれている．潰瘍性大腸炎発症群（症例群）と人間ドック診者のうち特に異常がなかった群（対照群）とに分けて，発症1年前の食物や飲み物の摂取頻度，喫煙，飲酒の生活

コホート研究の計算例

あるコホート集団において，肺がんによる死亡を 5 年間追跡調査した結果
から，肺がんに対する曝露 A の相対危険（何倍）と寄与危険（10 万人年対）
および寄与危険割合（%）を求める．

		観察人年	肺がんによる死亡者数（人）
曝露 A	あり	20,000	200
	なし	30,000	150

・曝露群の罹患率　　　200／20,000 ＝ 0.01（人／人年）
・非曝露群の罹患率　　150／30,000 ＝ 0.005（人／人年）

①相対危険

相対危険＝曝露群の罹患率／非曝露群の罹患率

→　0.01／0.005 ＝ 2

A の曝露がある群は，ない群に比べ肺がん死亡のリスクが 2 倍．

②寄与危険

寄与危険＝曝露群の罹患率－非曝露群の罹患率

→　0.01 － 0.005 ＝ 0.005

→　0.005 × 100,000 ＝ 500

曝露なしと比較して，A の曝露によって，10 万人年あたり 500 人肺が
ん死亡者数が増加する．

③寄与危険割合

寄与危険割合＝（曝露群の罹患率－非曝露群の罹患率）／曝露群の罹患率

→　（0.01 － 0.005）／0.01 ＝ 0.5

→　0.5 × 100 ＝ 50%

A の曝露あり群における肺がん死亡者のうち，純粋に A の曝露が原因
で肺がんになり死亡した者の割合は 50%である．つまり，200 人のう
ち 100 人は A の曝露が原因で肺がんになり死亡したが，残り 100 人
は A の曝露以外の不明な原因で肺がんになり死亡した．

習慣との関連を明らかにして，発症要因を検討した(図3.8).

　症例群と対照群それぞれで,「要因に曝露した場合」と「要因に曝露しなかった場
合」の割合の比(オッズ)を 2 群間で比較する指標として**オッズ比**がある．オッズと
は，ある事象が起こる確率と発生しない確率の割合の比である．

　　オッズ比＝症例群のオッズ／対照群オッズ

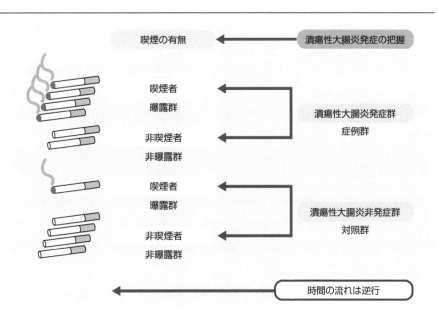

図 3.8　症例対照研究例

喫煙の有無　←　潰瘍性大腸炎発症の把握

喫煙者　曝露群
非喫煙者　非曝露群　←　潰瘍性大腸炎発症群　症例群

喫煙者　曝露群
非喫煙者　非曝露群　←　潰瘍性大腸炎非発症群　対照群

時間の流れは逆行　←

症例対照研究の計算例

喫煙の潰瘍性大腸炎罹患に及ぼす影響を調べるために症例対照研究を実施した．患者（症例）群 100 人の中で喫煙をしていた者は 40 人であり，対照群 100 人の中で喫煙していた者は 20 人であった．オッズ比を求める．

曝露の有無	症例群	対照群
喫煙あり	40	20
喫煙なし	60	80
合計	100	100

オッズ比は表をたすき掛けで計算するのと同じことになる

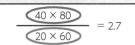

$$\frac{40 \times 80}{20 \times 60} = 2.7$$

・症例群のオッズ　　　40 / 60
・対照群のオッズ　　　20 / 80

オッズ比＝症例群のオッズ／対照群のオッズ＝（40 / 60）/（20 / 80）= 2.7

オッズ比の見方

オッズ比＞1	⇒	要因曝露があると疾病発症が増加する
オッズ比＝1	⇒	要因曝露と疾病発症には関連がない
0＜オッズ比＜1	⇒	要因曝露があると疾病発症が減少する

(3) **横断研究**　　　ある時点での個人を観察対象として，食事量・栄養摂取量などの曝露要因と健康事象の発生との関連を同時に調査してその関連について研究する方法である．この研究の短所はどちらが原因でどちらが結果なのか判断できないことである．たとえば，住民健診で個人の身長・体重からBMIを算出し，そ

の結果と血圧との関連を調査した場合に，BMIが大きいほど血圧が高いのか，血圧が高いためBMIが大きいのかが明らかにできない．

　たとえば，女子大生1,695人の「食べる速さ」と「肥満度」について調べた結果で，両者には強い相関があることを示しているが，早食いと肥満度について同時に調査をしているため，「早食いであるから太っているのか」それとも「太っている者は早食いになるのか」を判断できない．

B.　介入研究

　調査対象者に何らかの介入をして，介入を受けた群（介入群）と介入を受けなかった群（対照群）を設定してその影響を比較検討する研究方法である．介入の内容には，疾病の治療方法や薬剤投与などの臨床試験と，栄養指導・教育や生活習慣病予防の保健指導などの地域試験がある．

a.　無作為割付比較試験（ランダム化比較対照試験）

　調査対象者を介入群と対照群とに無作為に割り付ける研究方法で，対象者を無作為に両群に割り付けることによって，交絡因子すべてが両群で均等となるためその影響を避けることができる（図3.9）．交絡因子とは，曝露要因（原因）と結果に疫学的関連が本当はないにもかかわらず，見かけ上関連があるようにゆがめてしまう因子のことである．

　研究例としては，コホート研究の結果で，飽和脂肪酸の摂取と心筋梗塞発症には何らかの関連があることが判明したため，脂質摂取量制限の栄養指導を受けた群（介入群）と栄養指導を受けなかった群（対照群）で介入の影響を検討する，という

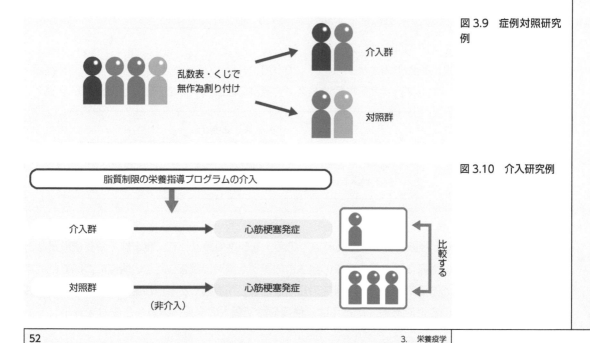

図 3.9　症例対照研究例

図 3.10　介入研究例

表3.4　無作為化の方法	個別無作為化	対象者一人一人を介入群と対照群に割り付ける
	層化無作為化	対象者をあらかじめ性，年齢などの属性別に層化して，層別に介入群と対照群に割り付ける
	クラスター無作為化	地域や世界などの単位で介入群と対照群に割り付ける

表3.5　盲検化の方法	単純盲検法	対象者が介入群か対照群のどちらに属しているかわからないように行う方法
	二重盲検法	研究者にも対象者がどちらの群に属しているかわからないように行う方法

ような場合である（図3.10）．

①**無作為化（ランダム化）の方法**：無作為化には表3.4のような方法がある．

②**バイアスの抑制方法**：介入研究では対象者が，自身が介入群に割り付けられているのか，それと対照群に割り付けられているのかわからなくしてバイアスの発生を抑制する．これを盲検化（マスキング）といい，表3.5に示す2つの方法がある．

b. 非無作為割付比較試験

2つの群に分ける際に無作為ではなく意図的に介入群と対照群を割り付ける試験である．両者の性質に偏りが生じやすくなり，結果に影響が生じる恐れがあるため無作為比較対照試験よりもエビデンスレベルは低いとされている．

C. 疫学研究の信頼性

疫学研究では，要因とその結果の関連について「科学的根拠の質が高い」研究ほど信頼性が高いといわれている．研究方法による信頼性は表3.6のようになる．

D. システマティックレビューとメタアナリシス

システマティックレビューとは，あるテーマに関してこれまでなされてきた複数の研究結果を集積し，その内容をまとめて評価することである．**メタアナリシス**も過去に行われた複数の研究の結果を，統計学の手法を用いてまとめ，全体としてどのような傾向が見られるかを解析するもので，システマティックレビューの1つである．日本人の食事摂取基準や健康づくりのための身体活動基準2013をはじめ，行政から公表される研究報告書はこのような手順を踏んだものである．

表3.6　研究の信頼性	研究方法	信頼性
*　メタアナリシス	介入研究－複数の無作為割付比較試験の統合*	高い
	介入研究－無作為割付比較試験	
	観察研究－分析疫学－縦断研究－コホート研究	↑
	観察研究－分析疫学－縦断研究－症例対照研究	
	観察研究－分析疫学－横断研究	
	観察研究－分析疫学－生態学的研究	
	観察研究－記述疫学	↓
	専門家などの意見	低い

3.4 食事調査

栄養疫学の第一の目的として，栄養と健康（疾患）の関係を明らかにすることがある．そのためには人々の栄養素摂取量を知る必要がある．しかし，通常，私たちは「栄養素そのもの」を食べているわけではないので，直接測定できない．そのため，食事調査により人が摂取した「栄養素を含む食品」や「栄養素を含む料理」の種類と摂取量を曝露情報として得る．得られた食品や料理の情報を，日本食品標準成分表などを用いて栄養素摂取量に変換し，推定する．

また，食事調査により得られる情報は栄養素摂取量だけでなく，食品群別摂取量や調理法，食べる時間や早さ，欠食頻度なども栄養疫学の曝露情報として有用である．これら曝露情報を得るために人に対して実施するのが食事調査である．

A. 食事調査の種類と方法

a. 食事の個人内変動と個人間変動

毎日の食事において，同じものばかり食べている人はいない．食べ物は，さまざまな要因で日々変動していることが知られている．しかし，人それぞれに好みや食べ方の傾向があり，長い目でみると食習慣に個人差が見られる．

(1) 個人内変動 ある個人で，日々の食事内容が異なっていることは普通であり，栄養素摂取量も日々変動（日間変動）している．このような同一個人内における幅を個人内変動という．経済的に豊かで和・洋・中と多彩な料理を食することができる日本では，個人内変動は大きくなる．この変動は，個人の食選択という偶然に由来することから，偶然誤差といわれる．一方，曜日（平日と休日）や季節（夏と冬におけるスイカの摂取の有無など）によっても摂取する食べ物が変動することが知られている．これらの変動は単なる偶然ではなく既知の事象（曜日で生活パターンが異なる，冬場にスイカはほとんど売られていないなど）に起因することから系統誤差といわれている．系統誤差は，食事調査を行う曜日や季節を一定にすることで解消できる．一方，偶然誤差は，複数日数の食事調査を行い，その平均値を求めることで緩和される．栄養疫学あるいは栄養指導などの資料として食事調査の結果を用いる場合には，個人の習慣的な食事摂取状況を知る必要があるため，1日間だけの調査では不十分といえる（図3.11）．

(2) 個人間変動 自由に生活しているAさん，Bさん，Cさんの3人がいた場合，食事内容は3人とも異なっていることが普通である（図3.12）．このように個人差が原因で食事などが異なることを個人間変動という．集団における食物（栄養素）摂取量の分布を意味している．実験動物は，遺伝子も生活環境も均一化されてい

図 3.11　食事の個人内変動

Aさん

Aさんは普段，朝食を食べているが，
1日間の食事調査の日にたまたま朝食を食べなかった

↓

個人内変動（偶然誤差）のため普段の食習慣と異なる結果に！

↓

食事調査を1週間実施して結果を平均する

↓

Aさんの真の朝食摂取状況に近づく

図 3.12　食事の個人間変動

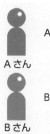

Aさん　Aさんは肉が大好きで，魚は嫌いで食べない

Bさん　Bさんは魚が大好きで，肉は嫌いで食べない

Cさん　Cさんはベジタリアンで肉も魚も食べない

るため比較的個体間の差は少ないが，自由に生活を営んでいるヒトは，個人間で差が大きい．性別・年齢階層はもちろん，生活環境や遺伝的な差も影響を及ぼすと考えられる．

b. 食事摂取量の測定方法

　いろいろな食事調査法が開発されているが，完璧な方法は存在しない．それぞれの方法の長所，短所を熟知して実施可能かつ調査目的を達成できる食事調査法を選択する必要がある．

(1) 食事記録法　　食事記録法には，秤量法や目安量法がある．食事記録法では，調査期間内に摂取したすべての食事について料理名，使用食材名，摂取重量を食べる本人が原則，調査票に記録する．

①秤量法：秤量法は，料理，使用食材，残食などの重量や容量を秤や計量カップで計測して記録する方法である（図3.13，表3.7）．

【長所】最も正確に摂取量が把握でき，リアルタイムに記録するため記入忘れが少なく，妥当性が高い．そのためほかの食事調査方法の精度を評価する基準（ゴールドスタンダード）として用いられる．ただし，対象者（測定者）が正しく測定器具（秤や計量カップ）を使用できることと，測定器具の精度管理ができていることが前提と

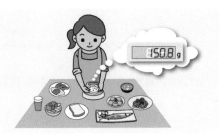

図 3.13　秤量法

食事区分	料理名	食品名		使用量 (g, mL)	出来上がり総量 (水を含む)	出来上がり食品 を食べた量	摂取量 (g, mL)
朝食		食パン		120 g			120 g
	野菜サラダ	レタス		50 g			50 g
		ハム (ロースハム)		20 g			20 g
		ゆで卵		30 g			30 g
昼食		ごはん (めし)		200 g			200 g
	カレーライス	ジャガイモ		630 g			126 g
		玉ねぎ		300 g	3,500 g	700 g	60 g
		ニンジン		420 g			84 g
		若鶏肉 (もも, 皮つき)		600 g			120 g
		カレールー		120 g			24 g

表 3.7　秤量法として, 料理前に食材の分量が量れる場合の記入例

[久野一恵, 公衆栄養学実習 (金田雅代ほか編), p.51. 講談社 (2011) より改変]

なる.

【短所】外食の場合は実施できないことや, 対象者の負担が大きいために, 調査自体が対象者の食事内容に影響を及ぼす可能性があり, 長期の調査は不可能なことなどである.

②**目安量法**：目安量法は, 食品を秤量するのではなく, 卵1個とかラーメン1人前のように目安量 (ポーションサイズ) を記録してもらう方法である (図3.14). 長所は, 外食でも実施可能で対象者の負担感も秤量法より少ないことである. しかし

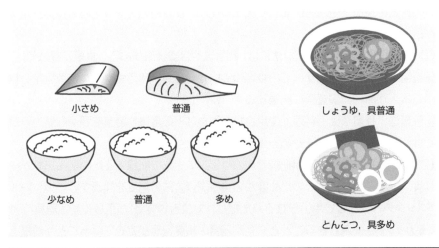

図 3.14　**目安量を記入するためのポーションサイズのイメージ**

魚の切り身といってもさまざま, ご飯の量もどのようなイメージか, ラーメンにもいろいろある. これらをある程度標準化して調査に用いる必要がある.

短所として，卵1個やラーメン1人前の重量をあらかじめ決めておく必要がある（目安量の標準化）．加工食品のように重量の記載があれば正確であるが，ラーメン1人前といっても，店によって使用食材の種類や量が異なるため，秤量法より精度が落ちる．現代の食習慣を考慮すると，一般対象者の食事調査に秤量法のみを適用することは困難であるため，国民健康・栄養調査では秤量と目安量を併用した方法を用いている．

(2) 24時間思い出し法　調査日の前日（24時間）または調査当日から24時間前までさかのぼって，対象者が摂取した食物を思い出してもらう方法が24時間思い出し法である．通常，調査日に面接者（栄養士など）が30分前後の時間を掛けて対象者から聞き取る（図3.15，図3.16）．

【長所】対象者は聞き取りに答えるだけでよいため負担が少なく，読み書きが不自

図3.15　24時間思い出し法イメージ
［酒井徹，公衆栄養学実習（金田雅代ほか編），p.41，講談社（2011）］

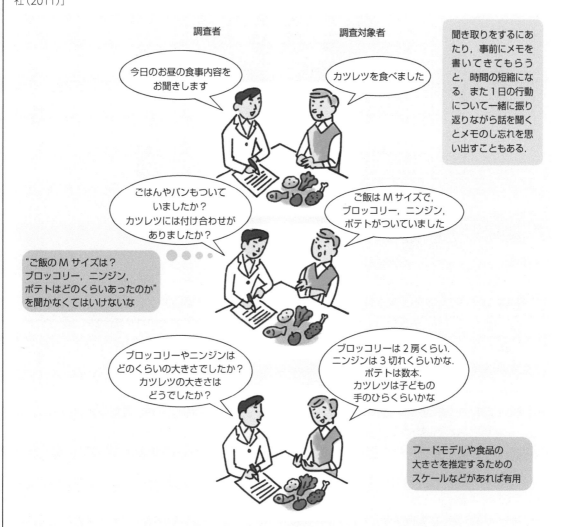

図 3.16　24 時間思い出し法の記入例

［酒井徹，公衆栄養学実習（金田雅代ほか編），p.44，講談社（2011）より改変］

食事記録用紙（24 時間思い出し法）

平成＿28 年＿6 月＿24 日＿金＿曜日＿14 時＿00 分　　氏名　吉野寛子
いずれか○で囲んでください【1日目　2日目　3日目】
【　朝食　　昼食　　夕食　　間食　】　　　調査者氏名

	調理加工の種類
1	手作り
2	外食
3	総菜
4	加工品

	調理法の種類
1	焼く
2	ゆで，煮る，蒸す
3	生，そのまま
4	その他

料理名	加工	食品名	重量または目安量	調理法	備考 残した分量や食品の説明
ごはん	1	ごはん	茶碗 1		
プルコギ風	1	牛肉	5 cm×1 cm が4枚	1	もも，脂身つき
		赤ピーマン	5 cm×1 cm が6枚	1	
		タケノコ	5 cm×1 cm が6枚	1	
		調味料	?		ピリ辛風だった
中華風炒め物	1	エリンギ	1/4 本		
		もやし	1/3 袋		だいずもやし
		にら	1/8 把		葉
		調味料	?		中華風でとろみがついていた
ワカメと卵の中華スープ	1	ワカメ	たっぷりめ	2	乾燥わかめ
		卵	卵 1/4 くらい	2	
		中華スープ	250 mL		
サクランボ		サクランボ	5個	3	
ウーロン茶		ウーロン茶	コップ1杯		

由でも実施可能であること，実際に食べたものを面接で具体的に聞き取るので比較的妥当性が高いこと，調査自体が食事内容に直接影響を及ぼさない点などが挙げられる．

【短所】対象者の記憶に頼るため成人でも思い出しは 1 日間が限界であり，子どもや高齢者には不向きである．また聞き取った食べ物の重量を推定する必要があるため，面接者がフードモデルや食品の写真などを用いて聞き取るが，聞き取り技術を一定レベルに確保する必要がある．調査側の労力は比較的大きい．

(3) 食物摂取頻度調査法　　食物摂取頻度調査法は，対象者がその食品を月，週，日にどのくらいの頻度で摂取するかを尋ねる調査法である．食物摂取頻度調査を実施するにあたり，調査者は目的に応じて，あらかじめ食品・料理のリストを調査票に記載しておく必要がある．また，摂取頻度や 1 回に摂取する目安量の選択肢を調査票に記載する．ただし，地域によって，家庭によって使う食材が異なる（カレーや肉じゃがの肉が牛か豚かなど）ことなどに配慮が必要である．基本的には以下の考え方による．

①（1 日あたり各食品の摂取頻度）×（1 回あたりの摂取目安量）から，1 日あたり

食品ごとに示した図はふつう量の目安です．この分量を参考にして1回に食べる量を回答してください．
「0. 食べない」は1週間に1度も食べない場合．「1. 少し」は普通量の1/2．「3. たっぷり」は普通量の1.5倍が目安です．

1-a （穀類）主食は朝，昼，夕にそれぞれ何を食べますか？
また，1週間にそれは何回ですか？

飯の1杯は普通茶わんに軽く盛った状態（150 g）（男茶わんは1.5倍）

パンの1枚は1斤6枚切り食パン1枚（60 g）ロールパンなら小2個

麺類の1杯はうどんやラーメン1人前そうめんなら1.5輪（75 g）インスタントラーメンなら1個

-b 飯のうち，寿司や炊き込みご飯，どんぶりなど和風のご飯ものは1週間に何回食べますか？
-c 飯のうち，カレーライスやハヤシライス，グラタンなどルーを使った料理は1週間に何回食べますか？

（肉・肉加工品類）肉や肉の加工品はどのくらい食べますか？

普通量は80 gです．80 gとは……

ロース肉なら1枚

薄切り肉なら2～3枚

ウインナーなら4本

ハムなら4枚

鶏唐揚げなら4～5個

回答欄

（穀類）

1週間に食べる回数

	杯	枚	杯
1週間に 朝			
1週間に 昼			
1週間に 夕			

1週間に食べる回数

ご飯もの	1週間に	回
カレーやハヤシライス	1週間に	回

（肉・肉加工品類）

1回に食べる量を0, 1, 2, 3から選び○をつける

朝	0 食べない	1 少し	2 普通	3 たっぷり	1週間に	回
昼	0 食べない	1 少し	2 普通	3 たっぷり	1週間に	回
夕	0 食べない	1 少し	2 普通	3 たっぷり	1週間に	回

図 3.17　食物摂取頻度調査票の一部抜粋例
［吉村幸雄・高橋啓子，エクセル栄養君食物摂取頻度調査FFQg Ver.3.5，建帛社］

の各食品の摂取重量を推定
② (各食品の推定摂取重量g) × (各食品100 gあたりの栄養素含有量)/100から各食品別に摂取栄養素量が推定できる
③食品別に求めた推定摂取栄養素量の総和が1日あたりの平均栄養素摂取量となる

　対象者が一定期間（1か月や1年間）を振り返って調査票に自記式で回答する方法が一般的である．食物摂取頻度調査票は目的に応じて作成する必要があるが，いくつかの種類が市販されており，調査目的に合えば使用できる（図3.17）．

【長所】調査票は自記式で実施可能であり，対象者・調査者の負担が少なく大規模集団でも実施可能なこと，一定期間の食品の摂取頻度・量について調べるため，習慣的摂取状況が得られること，結果の読み取りや栄養価計算もコンピュータ処理可能で労力や経費が少ないことがある．

【短所】食事記録法や24時間思い出し法と異なり，実際に食べた物を調査していないため妥当性に問題があること，調査目的および集団特性に応じて調査票を作成してその妥当性を検討しておく必要があること，ある集団において摂取量の相対値（ランク付け）は十分評価可能であるが，摂取量の絶対値の推定には向かないなどがある．

　食事調査における妥当性とは，実際に摂取した食物との一致度を意味している．

食物摂取頻度調査では，その結果を複数日に実施した食事記録法の結果と相関するか確認し，ズレがある場合には一定の係数を乗じるなどの補正を行うことで妥当性を確保する．また栄養素や食品の種類によって妥当性が異なるため，個別に妥当性を検討する必要がある．一方，再現性とは同一のものを同じ方法で何度繰り返し測定しても同じ結果になることである．たとえば秤に同じ重りをのせて繰り返し測定した結果がすべて一致していれば再現性は高いといえる．食事調査の場合，再現性は，季節や曜日，その他環境条件の変化などによっても影響される

表 3.8　食事摂取状況に関する調査法のまとめ
［日本人の食事摂取基準（2020 年版）］

	概　要	長　所	短　所	習慣的な摂取量を評価できるか	利用にあたって特に留意すべき点
食事記録法	・摂取した食物を調査対象者が自分で調査票に記入する．重量を測定する場合（秤量法）と，目安量を記入する場合がある（目安量法）．食品成分表を用いて栄養素摂取量を計算する	・対象者の記憶に依存しない・ていねいに実施できれば精度が高い	・対象者の負担が大きい・対象者のやる気や能力に結果が依存しやすい・調査期間中の食事が，通常と異なる可能性がある・データ整理に手間がかかり，技術を要する・食品成分表の精度に依存する	・多くの栄養素で長期間の調査を行わないと不可能	・データ整理能力に結果が依存する・習慣的な摂取量を把握するには適さない・対象者の負担が大きい
24 時間食事思い出し法	・前日の食事，または調査時点からさかのぼって 24 時間分の食物摂取を，調査員が対象者に問診する．フードモデルや写真を使って，目安量を尋ねる．食品成分表を用いて，栄養素摂取量を計算する	・対象者の負担は，比較的小さい・比較的高い参加率を得られる	・熟練した調査員が必要・対象者の記憶に依存する・データ整理に時間がかかり，技術を要する・食品成分表の精度に依存する	・多くの栄養素で複数回の調査を行わないと不可能	・聞き取り者に特別の訓練を要する・データ整理能力に結果が依存する・習慣的な摂取量を把握するには適さない
陰膳法	・摂取した食物の実物と同じものを，同量集める．食物試料を化学分析して，栄養素摂取量を計算する	・対象者の記憶に依存しない・食品成分表の精度に依存しない	・対象者の負担が大きい・調査期間中の食事が通常と異なる可能性がある・実際に摂取した食品のサンプルを，全部集められない可能性がある・試料の分析に，手間と費用がかかる		・習慣的な摂取量を把握する能力は乏しい
食物摂取頻度法	・数十〜百数十項目の食品の摂取頻度を，質問票を用いて尋ねる．その回答を基に，食品成分表を用いて栄養素摂取量を計算する	・対象者 1 人当たりのコストが安い・データ処理に要する時間と労力が少ない・標準化に長けている	・対象者の漠然とした記憶に依存する・得られる結果は質問項目や選択肢に依存する・食品成分表の精度に依存する・質問票の精度を評価するための，妥当性研究を行う必要がある	・可能	・妥当性を検証した論文が必須．また，その結果に応じた利用に留めるべき注：ごく簡易な食物摂取頻度調査票でも妥当性を検証した論文はほぼ必須
食事歴法	・上記（食物摂取頻度法）に加え，食行動，調理や調味などに関する質問も行い，栄養素摂取量を計算に用いる				
生体指標	・血液，尿，毛髪，皮下脂肪などの生体試料を採取して，化学分析する	・対象者の記憶に依存しない・食品成分表の精度に依存しない	・試料の分析に，手間と費用がかかる・試料採取時の条件（空腹か否かなど）の影響を受ける場合がある．摂取量以外の要因（代謝・吸収，喫煙・飲酒など）の影響を受ける場合がある	・栄養素によって異なる	・利用可能な栄養素の種類が限られている

が，個人の嗜好の変化もあるため，純粋に食事調査自体の再現性を評価するのは難しい．

表3.8に食事摂取状況に関する各種調査法のまとめを示した．

B. 食事摂取基準による食事調査の結果評価

食事摂取基準を活用する場合は，PDCAサイクルに基づく活用が基本となる（図2.7参照）．食事摂取状況（エネルギー・栄養素の摂取量）のアセスメントは，食事調査によって得られる摂取量と食事摂取基準の各指標の値を比較することで行う．ただし，エネルギー摂取量の過不足の評価には，食事調査の結果ではなくBMIまたは体重変化量を指標として評価する．

a. エネルギー摂取の過不足の評価

(1) 個人の評価　BMIはエネルギー収支の結果を表している．たとえばAさんのBMIが目標範囲内に入っていれば，エネルギー収支は概ね良好と判断できる．また経時的に体重変化量も確認する（表3.9）．

(2) 集団の評価　たとえば100人の集団の場合，100人中何人が目標とするBMIの範囲を外れているかを評価する（割合を算出する）．100人のBMIの平均値を評価指標に用いてはいけない．たとえばBMIが16であるやせた人が50人おり，

表 3.9　個人の食事改善を目的として食事摂取基準を活用する場合の基本的事項
[日本人の食事摂取基準（2020 年版）]

目的	用いる指標	食事摂取状況のアセスメント	食事改善の計画と実施
エネルギー摂取の過不足の評価	体重変化量 BMI	○体重変化量を測定 ○測定された BMI が，目標とする BMI の範囲を下回っていれば「不足」，上回っていれば「過剰」のおそれがないか，他の要因も含め，総合的に判断	○ BMI が目標とする範囲内に留まること，またはその方向に体重が改善することを目的として立案 [留意点] おおむね 4 週間ごとに体重を計測記録し，16 週間以上フォローを行う
栄養素の摂取不足の評価	推定平均必要量 推奨量 目安量	○測定された摂取量と推定平均必要量および推奨量から不足の可能性とその確率を推定 ○目安量を用いる場合は，測定された摂取量と目安量を比較し，不足していないことを確認	○推奨量よりも摂取量が少ない場合は，推奨量を目指す計画を立案 ○摂取量が目安量付近かそれ以上であれば，その量を維持する計画を立案 [留意点] 測定された摂取量が目安量を下回っている場合は，不足の有無やその程度を判断できない
栄養素の過剰摂取の評価	耐容上限量	○測定された摂取量と耐容上限量から過剰摂取の可能性の有無を推定	○耐容上限量を超えて摂取している場合は耐容上限量未満になるための計画を立案 [留意点] 耐容上限量を超えた摂取は避けるべきであり，それを超えて摂取していることが明らかになった場合は，問題を解決するために速やかに計画を修正，実施
生活習慣病の発症予防を目的とした評価	目標量	○測定された摂取量と目標量を比較．ただし，発症予防を目的としている生活習慣病が関連する他の栄養関連因子および非栄養性の関連因子の存在とその程度も測定し，これらを総合的に考慮したうえで評価	○摂取量が目標量の範囲に入ることを目的とした計画を立案 [留意点] 発症予防を目的としている生活習慣病が関連する他の栄養関連因子および非栄養性の関連因子の存在と程度を明らかにし，これらを総合的に考慮したうえで，対象とする栄養素の摂取量の改善の程度を判断．また，生活習慣病の特徴から考えて，長い年月にわたって実施可能な改善計画の立案と実施が望ましい

目的	用いる指標	食事摂取状況のアセスメント	食事改善の計画と実施
エネルギー摂取の過不足の評価	体重変化量 BMI	○体重変化量を測定 ○測定されたBMIの分布から，BMIが目標とするBMIの範囲を下回っている，あるいは上回っている者の割合を算出	○BMIが目標とする範囲内に留まっている者の割合を増やすことを目的として計画を立案 [留意点]一定期間をおいて2回以上の評価を行い，その結果に基づいて計画を変更し，実施
栄養素の摂取不足の評価	推定平均必要量 目安量	○測定された摂取量の分布と推定平均必要量から，推定平均必要量を下回る者の割合を算出 ○目安量を用いる場合は，摂取量の中央値と目安量を比較し，不足していないことを確認	○推定平均必要量では，推定平均必要量を下回って摂取している者の集団内における割合をできるだけ少なくするための計画を立案 ○目安量では，摂取量の中央値が目安量付近かそれ以上であれば，その量を維持するための計画を立案 [留意点]摂取量の中央値が目安量を下回っている場合，不足状態にあるかどうかは判断できない
栄養素の過剰摂取の評価	耐容上限量	○測定された摂取量の分布と耐容上限量から，過剰摂取の可能性を有する者の割合を算出	○集団全員の摂取量が耐容上限量未満になるための計画を立案 [留意点]耐容上限量を超えた摂取は避けるべきであり，超えて摂取している者がいることが明らかになった場合は，問題を解決するために速やかに計画を修正，実施
生活習慣病の発症予防を目的とした評価	目標量	○測定された摂取量の分布と目標量から，目標量の範囲を逸脱する者の割合を算出する．ただし，発症予防を目的としている生活習慣病が関連する他の栄養関連因子および非栄養性の関連因子の存在と程度も測定し，これらを総合的に考慮したうえで評価	○摂取量が目標量の範囲に入る者または近づく者の割合を増やすことを目的とした計画を立案 [留意点]発症予防を目的としている生活習慣病が関連する他の栄養関連因子および非栄養性の関連因子の存在とその程度を明らかにし，これらを総合的に考慮したうえで，対象とする栄養素の摂取量の改善の程度を判断．また，生活習慣病の特徴から考え，長い年月にわたって実施可能な改善計画の立案と実施が望ましい

表3.10 集団の食事改善を目的として食事摂取基準を活用する場合の基本的事項
[日本人の食事摂取基準（2020年版）]

一方でBMIが30の肥満者が50人いる集団では，集団のBMI平均値は23となりこれを評価指標にすると正常となってしまう．また経時的に体重変化量も確認する（表3.10）．

b. 栄養素の摂取不足の評価

(1) 個人の評価 推定平均必要量および推奨量を指標とする．たとえばAさんの習慣的なカルシウム摂取量が推定平均必要量と推奨量の間にある場合，カルシウムが不足している確率は2.5%より大きく50%未満と評価できる．ただし，目安量しか指標がない栄養素では，栄養素摂取量が目安量以上であれば不足はほぼないと評価する（表3.9）．

(2) 集団の評価 栄養素摂取量が推定平均必要量を下回っている者の割合を算出する．この割合はその集団における栄養素の不足者の割合とほぼ等しい．たとえば100人の集団でカルシウム摂取量が推定平均必要量を下回っている者が20人いた場合，この集団における不足者の割合はほぼ20%と評価する．ただし，目安量しか指標がない栄養素では，摂取量の中央値と目安量を比較して，不足していないことを確認する（表3.10）．

c. 栄養素の過剰摂取および生活習慣病の予防を目的とした評価

　個人の場合および集団の場合について，それぞれ表3.9，表3.10にまとめた．また，食事摂取状況をアセスメントした後に実施する食事改善の計画と実施についても表3.9，表3.10を参照されたい．

演習3-1 基本健診の結果から，受診者における疾病 A の有病率を求めよ．

疾病 A	確定診断数	70 人
疾病 A	治療中	50 人
疾病 A	なし	6,000 人

演習3-2 食習慣と生活習慣病に関する栄養疫学研究を調べ，例を 1 つ挙げよ．

演習3-3 朝食の欠食が貧血に及ぼす影響を調べるために，症例対照研究を実施した．結果からオッズ比を計算せよ．

	症例群	対照群
朝食欠食あり	30	10
朝食欠食なし	70	90

演習3-4 コホート研究と症例対照研究を比較して説明せよ．

演習3-5 24 時間思い出し法により，昨日摂取した食べ物（食事，飲料などすべて）を書き出せ．また別な日にも 24 時間思い出し法を実施して，日間変動について考察せよ．

演習3-6 食事調査法の種類と特徴を表にまとめよ．

---

4. わが国の健康・栄養問題の現状と課題

　世界の国々では，それぞれの地理的，民族的，宗教的，歴史的に特徴のある社会が形成されており，抱える健康・栄養問題には独自の課題もあれば共通点もある．それらの特徴を知るうえで各種指標の比較から読み取れることは多い．国や地域といった広い範囲や，市町村といった狭い行政範囲であってもその基本となる見方は変わらない．公衆衛生（地域保健）分野での各種指標のうち，健康・栄養問題にかかわるものを見ていきたい．

　たとえば，総人口に対して65歳以上の高齢者人口が占める割合を**高齢化率**という（図4.1）．世界保健機構（WHO）や国連の定義によると，65歳以上の人口割合が7%を超えると**高齢化社会**，14%を超えると**高齢社会**，21%を超えると**超高齢社会**である．日本は1970（昭和45）年に高齢化社会に，1994（平成6）年に高齢社会，2007（平成19）年に超高齢社会に入った．高齢化率が7%を超えてから

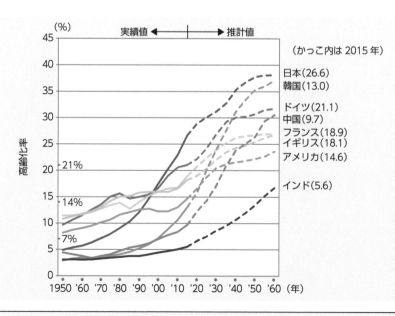

図 4.1　世界の高齢化率の推移
日本は，2015年までは総務省「国勢調査」，2020年以降は国立社会保障・人口問題研究所「日本の将来推計人口（平成29年推計）」の出生中位・死亡中位仮定による推計結果による．
［資 料：UN, World Population Prospects : The 2017 Revision, 高齢社会白書（内閣府）データより作成］

14%に達するまでの所要年数で比較すると，フランスが115年，比較的短いドイツが40年，英国が47年であるのに対し，日本は24年である．この特徴は日本の健康・栄養政策を見ていくうえで，欠かせないポイントの1つである．

4.1 国民の健康状態と公衆栄養施策の変遷

A. 人口構成の変化

　わが国の人口構成は，第二次世界大戦以降に変化し始めた．特に**老年人口**（高齢人口65歳以上）割合は，戦前から1950（昭和25）年頃までは5%にも満たなかったが，1970（昭和45）年に7%を，1994（平成6）年には14%を超え，2007（平成19）年には21%を超えるという非常に早い増加を示した．また，**年少人口**（0〜15歳未満）の割合は，1950（昭和25）年頃まで35%以上であったが，1961（昭和36）年に29%，さらに出生数の減少から，1988（昭和63）年には19%と減少傾向をたどっている．このような経過の結果，現在の少子高齢社会となった（図4.2）．

a. 超高齢社会

　わが国では，現在，令和元年版高齢社会白書によると65歳以上人口の割合は28.1%であり，人口の4分の1以上が65歳以上という超高齢社会である．今後の人口構成の予測も図4.2や図4.3のように推計されている．この構成の変化は，平均寿命の延伸と，出生数の減少による．わが国は，世界有数の長寿国であり，平成30年の簡易生命表によると，**平均寿命**は女性は87.32歳（WHO加盟国中第1位），

図4.2　日本の高齢化の推計と将来人口推計
［資料：内閣府「令和元年版高齢社会白書」］

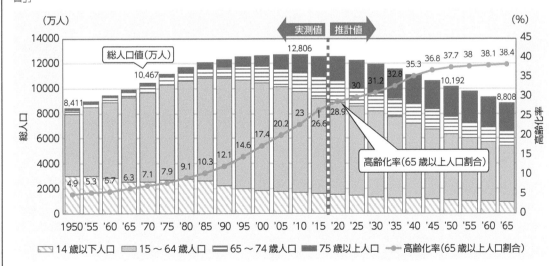

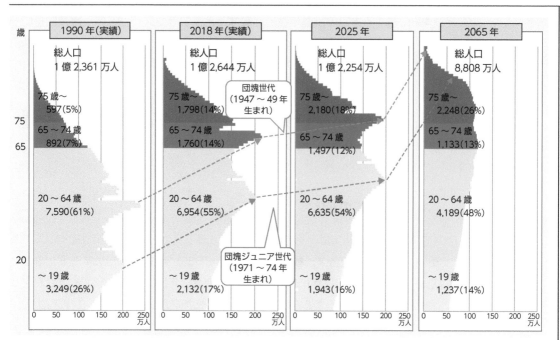

図 4.3　日本の人口ピラミッドの変化
団塊の世代がすべて 75 歳となる 2025 年には，75 歳以上が全人口の 18%となる．
2065 年には，人口は 8,808 万人にまで減少するが，一方で，65 歳以上は全人口の約 38%となる．
[総務省「国勢調査（年齢不詳をあん分した人口）」および「人口推計」，国立社会保障・人口問題研究所「日本の将来推計人口（平成 29 年推計）：出生中位・死亡中位推計」：厚生労働省社会保障改革 HP より]

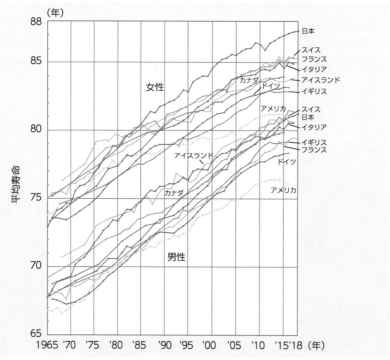

図 4.4　平均寿命の国際比較
1971 年以前の日本は沖縄県を除く数値．
1990 年以前のドイツは，旧西ドイツの数値．
[資 料：UN，Demographic Yearbook など]

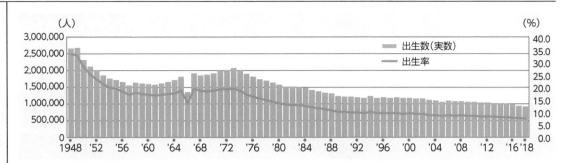

図 4.5　出生数と出生率の推移（平成30年人口動態統計より）

男性81.25歳（WHO加盟国中第2位）となっている（図4.4）．一方，**健康寿命**（日常生活に制限のない期間）はどうかというと，平均寿命との差があり，これが入院・介護期間となっているといわれている（図4.32参照）．

b. 少子化社会

少子化とは，<ruby>出生率<rt>しゅっしょうりつ</rt></ruby>（合計特殊出生率2.1以下）の長期間にわたる低下によって，15歳未満人口が減少していることをいう．平成30年人口動態統計によると，出生率7.4‰（合計特殊出生率1.42）である（図4.5）．少子化の背景として未婚化，非婚化，晩婚化が挙げられ，政府も少子化対策，子育て支援対策を展開しているが，なかなか効果が見えない状況である．

B.　疾病構造の変化

わが国は，戦後さまざまな社会状況の変化を経て，衛生環境の全般的な改善や

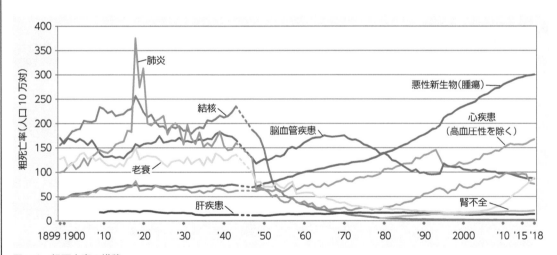

図 4.6　粗死亡率の推移
死因分類の改正により，年次別比較には完全な内容の一致をみることはできない．1996（平成6）年の心疾患の減少は，新しい死亡診断書の注意書きの事前周知の影響によるものと考えられる．1943（昭和18）年のみは樺太を含む数値．1944～46（昭和19～21）年は資料不備のため省略．1947～1972（昭和22～47）年は沖縄県を含まない．1959（昭和34）年以前は男女不詳を含む．
［人口動態統計］

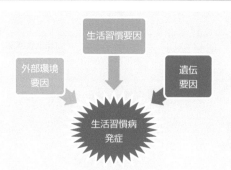

図 4.7　生活習慣病発症の要因
生活習慣に着目した疾病対策の基本的方向性について（意見具申）1996 年公衆衛生審議会，3. 疾病の要因とわが国の生活習慣の現状と課題 (1) 疾病の要因と生活習慣より作成

保健・医療分野の質的・量的向上が推進された．それに伴い**死亡率**の推移も感染症中心から生活習慣病中心へと変化している（図4.6）．

a．生活習慣病の発症

　生活習慣病の発症は，図4.7に示すように，遺伝子の異常や加齢を含めた「遺伝要因」と，病原体，有害物質，事故，ストレスなどの「外部環境要因」，そして食習慣，運動習慣をはじめとする「生活習慣要因」などが複雑に関連して疾病の発症に関係している．生活習慣病は，その多くが中高年になってから発症することが多かったため成人病といわれたが，個々の疾患はいずれも若い時からの生活習慣の積み重ねが大きく関与することが指摘され，その発症を防ぐためには子どもの時からの健康な生活習慣を身につける必要性が強調された．このため，健康日本21が策定され，地域保健の観点から外部環境要因と生活習慣要因に働きかけるものとなっている．

b．生活習慣病の患者数

　生活習慣病とは，「食習慣，運動習慣，休養，喫煙，飲酒などの生活習慣が，そ

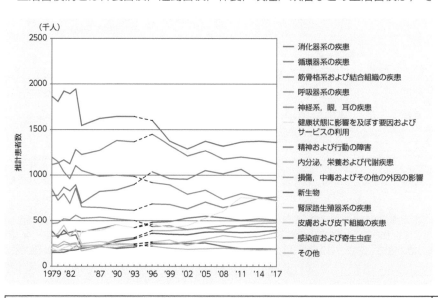

図 4.8　患者調査による推計患者数
その他は，血液および造血器の疾患ならびに免疫機構の障害，妊娠，分娩および産じょく，周産期に発生した病態，先天奇形，変形および染色体異常，症状，徴候および異常臨床所見・異常検査所見で他に分類されないものである．1996 年から「第10 回修正国際疾病，傷害および死因統計分類（ICD-10）」を，2008 年から「ICD-10 2003 年版準拠」を適用．ICD-10 では，分類体系の大幅な変更などがあったため，同一の名称であっても直接比較することはできない．2011 年の数値は，宮城県の石巻医療圏，気仙沼医療圏および福島県を除いた数値である．

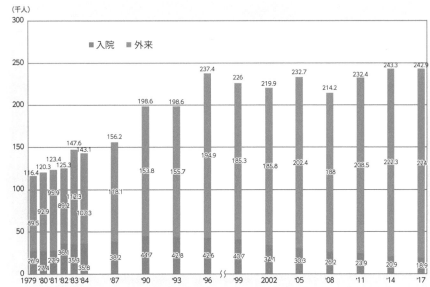

図 4.9 糖尿病患者の年次推移

1996（平成 8）年から「疾病，傷害及び死因の統計分類（ICD-10 準拠）」を，2008（平成 20）年から ICD-10（2003 年版）準拠を，2017（平成 29）年から ICD-10（2013 年版）準拠を適用している．

「疾病，傷害及び死因の統計分類（ICD-10 準拠）」では，分類体系の大幅な変更等があったため，同一の名称であっても直接比較することはできない．

2011（平成 23）年の数値は，宮城県の石巻医療圏，気仙沼医療圏及び福島県を除いた数値である．

（千人）

■入院　■外来

の発症・進行に関与する疾患群」と定義される．具体的には，悪性新生物（がん），心疾患，脳血管疾患，糖尿病，高血圧症，脂質異常症，肥満症などをいう．これらは 1996（平成8）年まで成人病という名称で呼ばれていた．3 年ごとに実施されている患者調査による患者数の推移を図 4.8 に，図 4.9 に糖尿病患者数の推移を示す．

C. 健康づくり対策の変遷

　日本の人口構造の変化や疾病構造の変化，社会情勢の変化に伴い，施策も変遷してきた（図 4.10）．食生活としても第二次世界大戦後の貧困（栄養不足解消）時代，飽食の時代を経て，現在，健康を考えた食生活として食育の時代へと移ってきたといえる．少子高齢社会として，健康日本 21（第 2 次）が目指すのは，**発症予防（一次予防）**であり，要介護状態の減少であり，健康寿命の延伸であるが，その背景には**医療費削減**が重要課題として提示されている（図 4.11）．医療制度や介護保険制度などの社会保障制度を持続可能とするためには，医療費に占める生活習慣病の割合が 30％を超えている現状や（図 4.12），増え続ける介護費用（図 4.13）の改善が必須であり，そのため健康日本 21（第 2 次）が推進され，10 年後という目標に向かって動いている．なお，2018 年に行われた健康日本 21（第 2 次）中間評価によると，全 53 目標項目中 32 項目（約60％）に改善が認められたと評価された．「健康寿命の延伸と健康格差の縮小」は，どちらも改善していると評価された（表 4.1）．

a. 生活習慣病発症予防のアプローチ

　かつての保健衛生行政では施策の評価手法が導入されていないこともあった

年代	対策など	目的
1978 年 (昭和 53)〜	第 1 次国民健康づくり対策 ・健康健診の充実 ・市町村保健センターなどの整備 ・マンパワーの確保	明るく活力ある社会を構築することと
1988 年 (昭和 63)〜	第 2 次国民健康づくり対策*〜アクティブ 80 ヘルスプラン〜 ・運動習慣の普及に重点を置いた対策	一人ひとりが 80 歳になっても身の回りのことができ，社会参加もできるように
2000 年 (平成 12)〜	第 3 次国民健康づくり対策〜 21 世紀における国民健康づくり運動 「健康日本 21」〜 ・一次予防の重視 ・9 つの分野ごとの目標設定と評価	壮年期死亡の減少 健康寿命の延伸

2002(平成 14)年	「健康増進法」の施行
2007(平成 19)年	「健康日本 21」の中間評価報告
2008(平成 20)年	特定健康診査・特定保健指導開始
2011(平成 23)年	「Smart Life Project」開始，「健康日本 21」最終評価

2013 年 (平成 25)〜	第 4 次国民健康づくり対策〜 21 世紀における国民健康づくり運動 「健康日本 21(第 2 次)」〜 ・健康寿命の延伸，健康格差の縮小 ・生活習慣病の発症予防と重症化予防の徹底など	ライフステージに応じた健やかで心豊かに生活できる活力ある社会の実現．社会保障制度を持続可能とする

2016(平成 28)年	「健康日本 21」(第 2 次)の中間評価報告
2019(令和元)年	「健康増進法」の改正「受動喫煙防止の義務化」
	「食品ロスの削減の推進に関する法律」

図 4.10　わが国の健康づくり対策の変遷
＊ 栄養，運動，休養のキーワードが示される．本書シリーズ名 NEXT もこの英スペル nutrition, exercise, rest から名付けられたものである

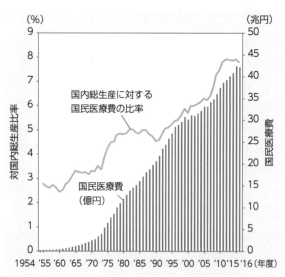

図 4.11　国民医療費・対国内総生産比率の年次推移
［国民医療費］

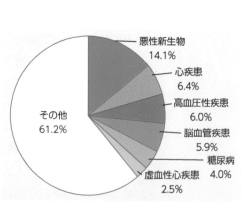

図 4.12　生活習慣病の医科診療医療費に占める割合
グラフ構成比の数値は四捨五入しているため，内訳の合計が 100%にならない．
［資料：厚生労働省，平成 28 年度国民医療費］

図 4.13　介護費用の推移

2017 〜 18 年度は当初予算．介護保険に関する事務コストや人件費は地方交付税により措置されているため含まれない．
［資料：介護保険制度をめぐる状況について（平成 31 年）］

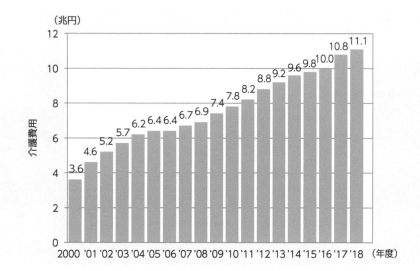

が，健康日本 21（2000 年）以降は具体的目標数値の設定や評価の手法，実施理論などが明確となった．そのため，現在の生活習慣病の発症予防では，ハイリスクアプローチ（二次予防）とポピュレーションアプローチ（一次予防）が組み合わせて実施されている（図4.14）．

(1) ハイリスクアプローチの例　ある集団に対して，健康を阻害するリスク因子（年齢・肥満度・喫煙・血圧・血糖値など）の数で順番を付けると，リスク数の少ない人から多い人の各段階で振り分けすることができる．リスク要因の数が多い人（ハイリスク者）ほど発症の危険性が高いと考えられ，特にハイリスクの人々に対して集中的プログラムを実施し，発症予防とリスクの軽減をねらった方法をハイリ

表 4.1　健康日本 21（第 2 次）中間評価に用いられた具体的数値
［健康日本 21（第 2 次）中間報告書（概要）（2018）］

十分に改善を認めた主な項目				改善が不十分な主な項目			
項目	策定時	目標	直近値	項目	策定時	目標	直近値
健康寿命	男性：70.42 年 女性：73.62 年 （2010 年）	延伸 （2022 年）	男性：72.14 年 女性：74.79 年 （2016 年）	メタボリックシンドローム該当者・予備群の数	約 1,400 万人 （2008 年）	25%減少 （2015 年）	約 1,412 万人 （2015 年）
健康寿命の都道府県差	男性：2.79 年 女性：2.95 年 （2010 年）	縮小 （2022 年）	男性：2.00 年 女性：2.70 年 （2016 年）	肥満傾向にある子供の割合	男子：4.60% 女子：3.39% （2011 年）	減少 （2014 年）	男子：4.55% 女子：3.75% （2016 年）
糖尿病コントロール不良者の減少	1.2% （2009 年）	1.0% （2022 年）	0.96% （2014 年）	介護サービス利用者の増加の抑制	452 万人 （2012 年）	657 万 （2025 年）	521 万人 （2015 年）
自殺者の減少 （人口 10 万人あたり）	23.4 （2010 年）	19.4 （2016 年）	16.8 （2016 年）	健康づくり活動に主体的に関わっている国民の割合の増加	27.7% （2012 年）	35% （2022 年）	27.8% （2016 年）
健康格差対策に取り組む自治体の増加	11 都道府県 （2012 年）	47 都道府県 （2022 年）	40 都道府県 （2016 年）	成人の喫煙率の減少	19.50% （2010 年）	12% （2022 年）	18.30% （2016 年）

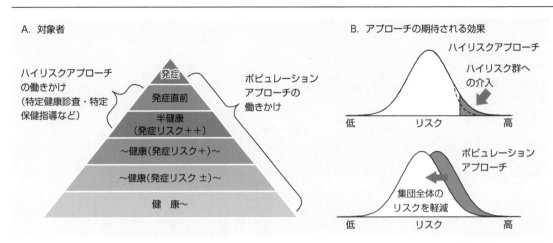

A. 対象者

ハイリスクアプローチ
の働きかけ
（特定健康診査・特定
保健指導など）

発症

発症直前

半健康
（発症リスク＋＋）

〜健康（発症リスク＋）〜

〜健康（発症リスク±）〜

健康〜

ポピュレーション
アプローチの
働きかけ

B. アプローチの期待される効果

ハイリスクアプローチ

ハイリスク群へ
の介入

低　　　　リスク　　　　高

ポピュレーション
アプローチ

集団全体の
リスクを軽減

低　　　　リスク　　　　高

図4.14　ハイリスクアプローチとポピュレーションアプローチのイメージ図

スクアプローチという．実施例としては，健康の阻害リスクが増加しはじめる
40歳から（〜74歳）を対象とした**特定健康診査・特定保健指導**がある．年齢だけ
でなく，健診の段階から腹囲や血糖値，血圧，血中コレステロール，喫煙有無な
どでリスク数を数え，リスク数によって保健指導の内容と方法も対象者への情報
提供から，直接的介入（動機づけ・積極的支援）と変える．

(2) ポピュレーションアプローチの例　　ポピュレーションアプローチの"ポ
ピュレーション"とは，集団や地域の人々を指す．つまり，リスクの有無，リス
ク数の多少にかかわらず，たくさんの人々への健康維持・増進のための働きかけ
を行い，**全体的なリスクの軽減**を目指す活動である．その具体例が健康日本21
であり，社会全体への啓発として，成人の野菜の目標摂取量350ｇ以上/日，食
塩の目標摂取量10ｇ未満/日などが設定された．

　健康日本21（第2次）では，目標を設定し，評価が求められるため，ポピュレー
ションアプローチと思って実施した場合でも評価に違いが生じることがある．た
とえば，「①高血圧または予備群の人が多い地区で健康講座や薄味料理コンテスト
を開催する」といった取り組みと「②誰でも参加できる生活習慣病予防フォーラム
や健康まつりを開催する」という取り組みは一見同じようなポピュレーションア
プローチに見えるが，①は高血圧というリスクとそのリスクをもつ予備群の集団
（塩辛いものや飲酒摂取量が多い人，境界型高血圧の人など）を特定し，介入的要素を含み，
経年的な塩分摂取量の傾向や血圧値の変化などをみるという指標を立てることで
評価することができる．しかし，②ではリスクやそのリスクを持った人と特定し
ていないため，啓発活動や目的をもったイベント的な取り組みとなることが多い．
そのため評価は難しく，参加者の数や満足度を問う程度にとどまる．

4.2 食生活の変化について

　食生活は，社会環境の変化や，経済状況などの影響を大きく受けながら変化する．この変化を知り，公衆栄養活動に欠かせない資料として，国民健康・栄養調査(旧国民栄養調査)がある．

A. 国民健康・栄養調査の沿革 （表 4.2）

　国民健康・栄養調査は，健康増進法に基づいて毎年，厚生労働省によって実施されている全国調査である．前身の国民栄養調査は終戦直後の1945（昭和20）年から実施され，名称は変更されたが継続して行われている．国民栄養調査は戦後の貧困状態のなか，海外からの食料援助を受けるための基礎資料を得る目的で，連合国軍最高総司令部（GHQ）の指令に基づく調査を実施したことに始まる．初回調査は東京都民6,000世帯，約30,000人を対象としたものであった．1946（昭和21）年範囲を拡大し，1948（昭和23）年からは全国調査となり，層別無作為抽出法により調査地区が選定された．

表 4.2　国民健康・
栄養調査の沿革

年代	事項	参考
1945（昭和20）年	8月 終戦：GHQ（連合国軍最高総司令部）日本駐留 12月 GHQ の指令により東京都区内での栄養調査（第 1 回目の国民栄養調査にあたる）実施	日本が緊急食料輸入対策を受けるため，食料状況の基礎資料を得る目的
1946（昭和21）年	調査地区を拡大（市部，郡部）して，年 4 回の連続する 3 日間の調査を世帯単位で実施	
1947（昭和22）年	東京都，神奈川県，千葉県下の児童に対して試験的に学校給食実施のため，LARA（公認アジア救済機関）物資の贈呈式行われる	1950（昭和 25）年『学校給食週間』給食用物資の寄贈に対する感謝の意を表すとともに，学校給食が戦後再発足した意義から：1月 24 〜 30 日
1948（昭和23）年	無作為抽出による全国レベルの調査へ	
1952（昭和27）年	「栄養改善法」に基づく国民栄養調査となる	おもに栄養改善施策のための基礎資料とする目的
1972（昭和47）年	年 1 回，11 月，平日の連続する 3 日間の調査となる ・食生活状況調査 ・皮下脂肪厚の測定，尿検査，血液検査の開始	
1995（平成 7）年	年 1 回，11 月，平日 1 日の調査となる ・比例案分法を用いた個人別の栄養摂取状況調査の導入	
2000（平成 12）年	健康日本 21 開始	栄養改善施策に加えて，健康施策，生活習慣病の予防対策などの基礎資料とする目的となる
2001（平成 13）年	食品群別摂取量算出のための食品群の変更	
2003（平成 15）年	「健康増進法」に基づく，国民健康・栄養調査となる（栄養改善法の廃止） ・身体状況調査に腹囲計測（満 6 歳以上）が追加	
2012（平成 24）年	拡大調査の開始（4 年ごと実施）	
2016（平成 28）年	・身体状況調査の腹囲測定年齢を満 20 歳以上に変更	

調査開始当時は，栄養素の欠乏や発育不全を考慮した質問や調査が行われ，食品の入手方法，購入価格，世帯の職業，都市部と農村部の差なども調査されている．1952（昭和27）年からは「栄養改善法」による国民栄養調査として実施された．調査項目のうち食物摂取状況調査と身長・体重計測は初期より継続しているが，その他の項目は社会・生活環境の流れに伴い変化している．1995（平成7）年からは比例案分法による食物摂取状況調査となり，従来の世帯単位から個人単位での摂取量が求められるようになった．2003（平成15）年からは「健康増進法」による国民健康・栄養調査として実施されている．

なお，調査回数は1963（昭和38）年までは年4回実施されていたが，翌年からは年1回の実施となり，1回あたりの調査日数も以前は3日間あるいは5日間であったが，1995（平成7）年からは1日の調査となっている．日本の栄養・食生活状況を把握する基礎資料として重要であり，厚生労働省の「健康日本21（第二次）分析評価事業」HPや，国立健康・栄養研究所のHPに過去のデータが掲載されている．この調査は継続性や規模，信頼性においても世界的に非常に貴重な資料となっている．

さらに，2012（平成24）年から4年おきに都道府県別の地域差を明らかにするための拡大調査が実施されている．

国が実施する調査とは別に，都道府県が独自に実施している**都道府県健康・栄養調査**は，健康日本21（第2次）において各自治体の健康増進計画の目標項目設定や地域の実態把握に役立てられている．

a． 調査内容（表4.3）

調査は，毎年11月に実施される．内容は，身体状況調査，栄養摂取状況調査，生活習慣調査である．また，調査項目によっては対象年齢が違い，項目によって毎年行われる基本項目と周期的に行われる重点項目がある．

b． 調査方法

（1）身体状況調査　　調査対象者に決まった会場に集まってもらい，医師などが調査項目の計測および問診を実施する．

（2）栄養摂取状況調査　　世帯ごとに調査世帯が**平日の1日間**に摂取した食品を秤量記録することにより実施する．世帯単位で記録した値を比例案分して個人の摂取量を算出．調査票は，**国民健康・栄養調査員**が回収する．調査員は，医師，管理栄養士，保健師その他の者のうちから，毎年，都道府県知事が任命する．

（3）生活習慣調査　　20歳以上に，自記式アンケート調査を実施する．調査票は，国民健康・栄養調査員が回収する．

B． 栄養素等摂取量の推移

図4.15は，栄養素摂取量の変化を示したグラフで，終戦翌年の1946（昭和

表 4.3　国民健康・栄養調査の概要	

根拠法	健康増進法（第3章　国民健康・栄養調査等）
主　体	厚生労働省　（費用負担）国
目　的 （第10条）	厚生労働大臣が，国民の健康の増進の総合的な推進を図るための基礎資料として，身体状況，栄養摂取量および生活習慣の状況を明らかにする
対　象 （第11条）	国民生活基礎調査において設定された調査地区から無作為抽出した世帯および世帯員で調査年の11月1日現在で満1歳以上の者に行われる ・厚生労働大臣が調査地区を定める ・都道府県知事が調査世帯を指定する ・拡大調査の対象者は国勢調査対象から抽出
調査内容 （平成25年調査の概要より）	1)身体状況調査票 　ア．身長　イ．体重（満1歳以上）　ウ．腹囲（満20歳以上） 　エ．血圧測定（満20歳以上）　オ．血液検査（満20歳以上） 　カ．問診＜服薬状況，糖尿病の治療の有無，運動＞（満20歳以上） 　キ．四肢の筋肉量（60歳） 2)栄養摂取状況調査票 　・満1歳以上の世帯員の食品摂取量，栄養素等摂取量，食事状況（欠食・外食など） 　・1日の身体活動量（歩数：満20歳以上） 3)生活習慣調査票（満20歳以上） 　食生活，身体活動・運動，休養（睡眠），飲酒，喫煙，歯の健康などに関する生活習慣全般を把握
調査系統	厚生労働省―都道府県・政令市・特別区―保健所 　・国民健康・栄養調査員：医師，管理栄養士，保健師，その他 　・調査データの集計：(独)国立健康・栄養研究所
調査時期	毎年の11月（拡大調査年は10〜11月）

図4.15　日本人の栄養素等摂取量推移（1946年＝100）
動物性脂質と鉄は1955年を100，食塩は1975年を100
［国民健康・栄養調査］

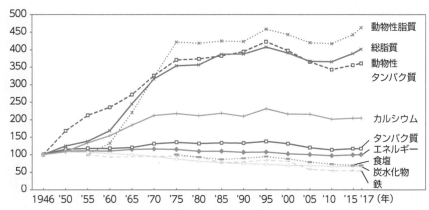

21) 年を100として示している．2001（平成13）年の結果から五訂日本食品標準成分表，2006（平成18）年からは五訂増補日本食品標準成分表からの算出となっている．

a.　栄養素等摂取量の変化

　一般的に，近年の食生活では"洋風化"，"欧米化"が進んでいるといわれているが，図4.15から動物性脂質と動物性タンパク質，総脂質量が特に著しく増加していることがわかる．逆に，炭水化物と鉄，食塩の摂取量は，1946（昭和21）年ごろの摂取水準よりも減少している．

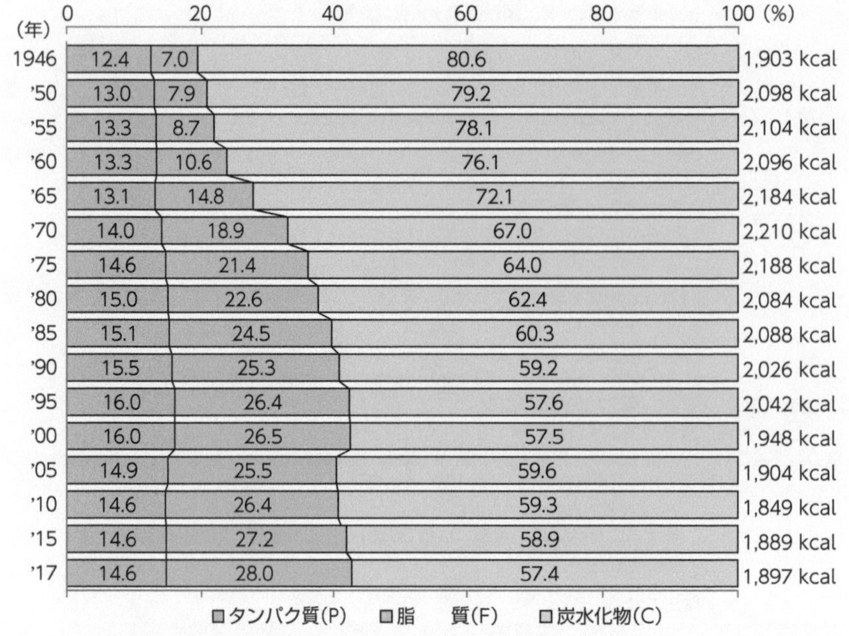

図4.16　エネルギー産生栄養素別摂取構成比の年次推移
［国民健康・栄養調査］

（年）	タンパク質(P)	脂質(F)	炭水化物(C)	
1946	12.4	7.0	80.6	1,903 kcal
'50	13.0	7.9	79.2	2,098 kcal
'55	13.3	8.7	78.1	2,104 kcal
'60	13.3	10.6	76.1	2,096 kcal
'65	13.1	14.8	72.1	2,184 kcal
'70	14.0	18.9	67.0	2,210 kcal
'75	14.6	21.4	64.0	2,188 kcal
'80	15.0	22.6	62.4	2,084 kcal
'85	15.1	24.5	60.3	2,088 kcal
'90	15.5	25.3	59.2	2,026 kcal
'95	16.0	26.4	57.6	2,042 kcal
'00	16.0	26.5	57.5	1,948 kcal
'05	14.9	25.5	59.6	1,904 kcal
'10	14.6	26.4	59.3	1,849 kcal
'15	14.6	27.2	58.9	1,889 kcal
'17	14.6	28.0	57.4	1,897 kcal

□タンパク質(P)　□脂　質(F)　□炭水化物(C)

（1）エネルギーの摂取量変化とエネルギー産生栄養素バランス（PFCエネルギー比率*）

①**エネルギー摂取量**：終戦後，摂取量はやや増加したが，1970（昭和45）年をピークに徐々に減少に転じ，2005（平成17）年ごろには終戦後の調査年の値とほぼ同じ水準となり，現在もわずかながら減少傾向のまま推移している．

②**エネルギー産生栄養素バランス**（図4.16）：1946（昭和21）年ごろの摂取状況では，エネルギー摂取の中心は炭水化物で，比率は80％を超えていた．また，脂質エネルギー比は，10％にも満たない低い割合であったが，1960（昭和35）年ごろに10％を超え，1975（昭和50）年に20％を超えた．現在では，摂取エネルギー全体のうち，1/4（25％）以上が脂質由来となっている．タンパク質，脂質，炭水化物の3つの構成比では，タンパク質エネルギー比の変化はほとんど見られないが，脂質比の増加が炭水化物比の減少に影響している様子がわかる．また，エネルギー摂取量自体も減少傾向であることから，食事内容に変化が起こってきたことが推測される．

（2）脂質の摂取量（図4.17）

戦後の食生活の変化を受けて大幅に増加した栄養素である．1965（昭和40）年ごろから増加が始まり，ピークの1995（平成7）年ごろには60 g前後まで増加した．1946（昭和21）年と比べると4倍近くまで増加したが，近年では55 g前後で推移している．また，脂肪の増加には動物性脂肪の増加が大きく影響していることがわかる．全体の1/2近くが動物性脂肪で占められている．脂肪の摂取は，その種類によって生活習慣病とも深く関連があることから，注意する必要がある．

＊　P（protein：タンパク質），F（fat：脂質），C（carbohydrate：炭水化物）．これまで使用されてきたPFCエネルギー比率の用語は，日本人の食事摂取基準（2015年版）よりエネルギー産生栄養素バランスとされている．なお，食糧需給表ではPFC熱量比率の用語を用いている．

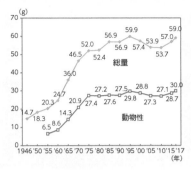

図 4.17　脂質摂取量の推移
[国民健康・栄養調査]

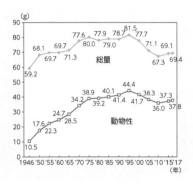

図 4.18　タンパク質摂取量の推移
[国民健康・栄養調査]

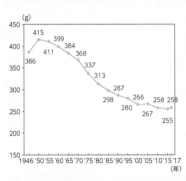

図 4.19　炭水化物摂取量の推移
[国民健康・栄養調査]

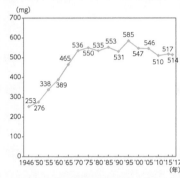

図 4.20　カルシウム摂取量の推移
[国民健康・栄養調査]

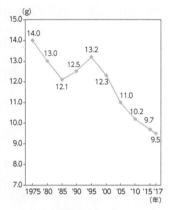

図 4.21　食塩の摂取量推移（1歳以上）
[国民健康・栄養調査]

(3) タンパク質の摂取量（図4.18）　　タンパク質の摂取状況も戦後の食生活の影響を受けて変化した栄養素である．タンパク質全体では，大きな変化は見られないが，**動物性タンパク質**は，1946（昭和21）年の10.5 g から1975（昭和50）年38.9 g，1995（平成7）年の44.4 g をピークに4倍以上の増加が見られる．近年では，減少傾向を示している．

(4) 炭水化物摂取量（図4.19）　　戦後しばらく増加が見られたが，1950（昭和25）年ごろから減少傾向が継続している．1950年の415 g から2013（平成25）年の259 g で比較すると4割減の状況であり，原因として食生活の変化による穀類，特に**米類摂取の減少**が考えられる．

(5) カルシウム摂取量（図4.20）　　戦後，脂質やタンパク質と同じように増加が起こり，1975（昭和50）年ごろから増減を繰り返している．ただし，調査開始から600 mg に達したことはなく，現在の食事摂取基準（2020年版）の推奨量（男性：18 〜 29 歳 800 mg，30 〜 74 歳 750 mg，75 歳 以 上 700 mg，女 性：15 〜 74 歳 以 上

650 mg，75歳以上600 mg）にも達していない．超高齢社会を迎え，骨粗鬆症の増加が懸念されるため，骨量の増加のピークとなる18歳までの摂取が重要とされており，カルシウムの吸収を助けるビタミンDの摂取（あるいは皮膚での生合成）と合わせて注意が必要である．

(6) 食塩摂取量（図4.21）　日本型の食生活は，米類を中心に一汁一菜，一汁三菜を基本として考えられる．戦前から戦後の食事では，食糧難のために食料保存性を高める必要があり，塩分濃度の高い惣菜を摂り，**食塩摂取量**が多くなった．また，日本独特の調味料類である味噌，醤油も食塩量を上げる要因となっている．しかし，戦後の食生活の変化でさまざまな食材を利用した献立が可能になり，冷蔵庫の普及などで食料の保存性も高まり，1975（昭和50）年ごろから多少の増減はあるが，食塩摂取量は減少傾向となっている．ただし，日本人の食事摂取基準（2020年版）ではさらに低い目標量（18歳以上男性7.5 g未満/日，18歳以上女性6.5 g/日未満）が設定されている．

C.　食品群別摂取量の推移

　食品群別摂取量の推移を図4.22に示す．1975（昭和50）年を100として示した．国民健康・栄養調査では，食品群を国民健康・栄養調査食品群別表として分類している．これは日本食品標準成分表の分類や食品名とほぼ等しいが，完全一致ではない．たとえば，日本食品標準成分表では緑黄色野菜という分類はないが，栄養指導における野菜の取扱いとして厚生労働省の通知*により示されている．

　食品群別摂取量で増加がみられた食品群としては，緑黄色野菜，調味嗜好飲料類があり，動物性食品の肉類，乳類などは増加傾向にあり，果実類，砂糖類，穀類（特に米類）は摂取量の減少が明らかである．米類の値は，2000（平成12）年までは調理前の「こめ」として計算されていたが，2001（平成13）年から「めし，かゆ

*　「日本食品標準成分表2015年版（七訂）」の取扱いについて（平成28年3月30日）

図 4.22　1975 年から2000 年までの食品群別摂取量の推移（A）と2005年〜2017年の推移（B）
A は，2001（平成13）年の結果から五訂日本食品標準成分表からの算出となっているため，値の整合がとれる2000（平成12）年までの変化とした
［国民健康・栄養調査］

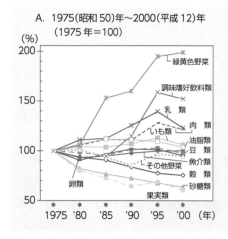

A. 1975（昭和50）年〜2000（平成12）年
（1975 年＝100）

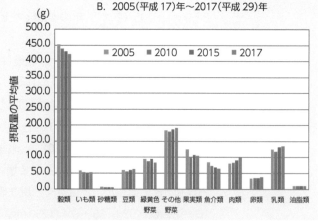

B. 2005（平成17）年〜2017（平成29）年

含む」など調理を加味した値で計算されている.

a. 最近10年の食品群別摂取量の比較

平成25年国民健康・栄養調査の結果では，食品群別摂取量（平均値）について平成15年調査結果と比較（年齢階級別）して示されている（図4.23）．この結果から，食品群別の摂取傾向には大きな変化は見られないものの，穀類，野菜類，魚介類は10年前よりも減少傾向であり，肉類はどの年代においても10年前より増加している．乳類は40歳未満で減少，40歳以上で増加，果実類は40〜59歳で大きく減少している．そして，2009（平成21）年に魚介類と肉類の摂取量が逆転し，現在もその差は広がっている.

b. 野菜の摂取量

野菜はビタミン類の摂取，カルシウムなどミネラル類の摂取，食物繊維の摂取などさまざまな栄養素摂取が期待できる食品であるが，健康日本21（第2次）の目標量である350gに達していない（図4.24）．年代別にみると20歳代が一番少なく，60歳代以上が一番多く摂取している.

図4.23　おもな食品群別摂取量の平均値の年次変化（20歳以上，男女計年齢階級別）
［平成29年国民健康・栄養調査］

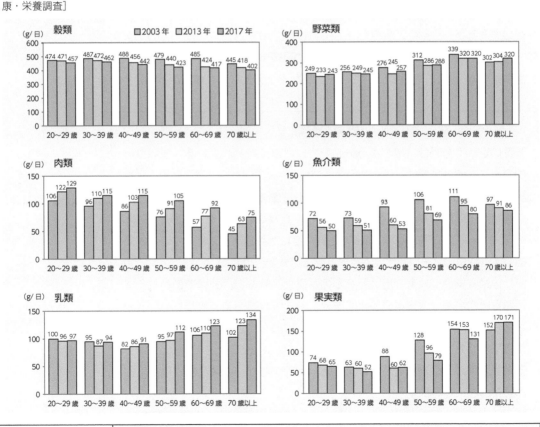

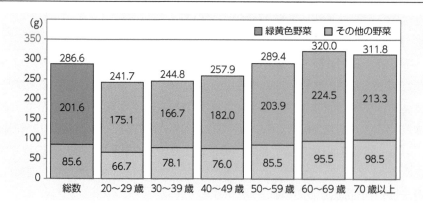

図4.24 野菜の摂取量の平均値（1日あたり，20歳以上・全国補正値）
［平成29年国民健康・栄養調査］

D. 食習慣の変化

社会環境の変化や経済状況などの変化は，人々の生活習慣・食行動に影響を与える．国民健康・栄養調査では，食生活状況調査や生活習慣に関する調査も行われている．

a. 朝食欠食の状況

1日の食事バランスを考えるうえで朝食摂取は欠かせないが，20歳以上では男性で約14%，女性では約10%の欠食が見られる（図4.25）．また，男女とも20歳代の欠食者が一番多く20%を超えている（男性30.6%，女性23.6%）．**朝食の欠食**は，1回の食事の摂取量の増加や過食につながる可能性もあり，生活習慣病の発症を助長すること，午前中のエネルギー供給が不十分となり，体調が不十分とな

野菜の分類

野菜の定義や分類は，取り扱う分野でさまざまに行われている．国の統計的資料にみる分類では，日本食品標準成分表（文部科学省），国民健康・栄養調査（厚生労働省），野菜生産出荷統計等（農林水産省），家計調査（総務省），食料需給表（農林水産省）がある．これらで扱いが異なるのはイモ類，果実類（イチゴなど），キノコ類（シイタケなど）を野菜としたりしなかったりすることである．各調査のデータを比較活用する際には気を付けたい．

また，栄養指導・教育で用いる6つの基礎食品群などの分類で使われる緑黄色野菜の名称は，日本食品標準成分表の「可食部100 g当たりカロテン含量が600 μg以上のもの」と定義されてきたが，600 μg未満でも日常よく摂取するトマトやピーマンは栄養指導上，緑黄色野菜としている．なお，緑黄色野菜以外の野菜を淡色野菜ともいっているが，各種統計ではその他の野菜とされている．

図 4.25　朝食の欠食率（20 歳以上）
［平成 29 年国民健康・栄養調査］

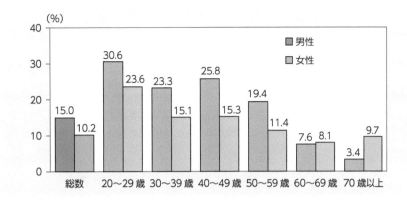

るようことなどの問題点が指摘されている．毎日朝食をとる子どもは，学力調査の正答率が高い傾向がみられ，また，持久力が高いという調査結果もある．朝食の欠食といった生活習慣の乱れが，学習意欲や体力，気力の低下の要因の一つとして指摘されている．朝食の摂取は，生活習慣の向上に資するものでもあり，食に対する考え方を形成する途上にある子どものころから朝食をとる習慣づけをしていくことが必要である．農林水産省では，朝食欠食の改善により米の消費拡大が期待されるとして，食料自給率の目標としても改善に取り組んでいる．

b. バランスに配慮した食生活

バランスのよい食事として，**主食・主菜・副菜をそろえて食べる**ことが必要となる．健康日本 21（第 2 次）の目標項目で，「適切な量と質の食事をとる者の増加」の項目に「主食・主菜・副菜を組み合わせた食事が 1 日 2 回以上の日がほぼ毎日の者の割合の増加」がある．食育に関する意識調査（平成 30 年，農林水産省）の結果では，主食（穀類）と主菜（魚介類・肉類・卵・大豆（大豆製品））と副菜の 3 つをそろえて食べることが 1 日に 2 回以上あるのは，週に何日あるのかを聞いたところ，「ほぼ毎日」と答えた人の割合が 58.1％，「週に 4 ～ 5 回」と回答した人が 17.6％，「週に 2 ～ 3 日」と回答した人の割合が 16.3％，「ほとんどない」と回答した人の割合が 7.7％となっている．性・年齢別に見ると，「ほぼ毎日」と回答した人の割合は女性で 6 割と高かったが，女性の 20 ～ 39 歳ではその割合が 4 割と低くなっていた．男性の 20 ～ 39 歳では「ほぼ毎日」と回答した割合は約 3 割とさらに低くなっている（図 4.26）．さらに，主食・主菜・副菜を 3 つそろえて食べることが 1 日に 2 回以上あるかについて，「週に 4 ～ 5 日」，「週に 2 ～ 3 日」，「ほとんどない」と回答した人に対して，栄養バランスに配慮した食事を増やすために必要なことを質問した．その結果，「時間があること」と答えた人の割合が 55.4％，「手間がかからないこと」と答えた人の割合が 51.2％と高く，以下，「自分で用意することができること」（33.7％），「食費に余裕があること」（29.0％）の順となっている（図 4.27）．

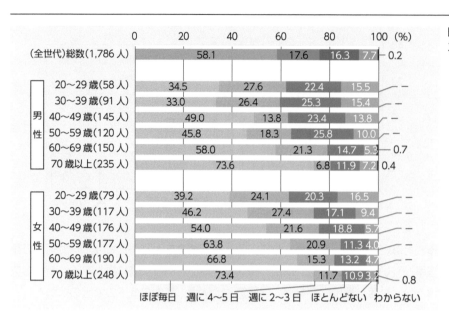

図 4.26 栄養バランスに配慮した食生活

ほぼ毎日　週に4〜5日　週に2〜3日　ほとんどない　わからない

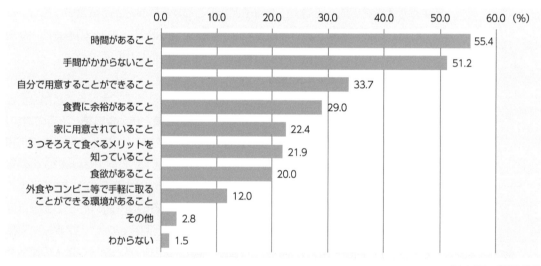

図 4.27 栄養バランスに配慮した食事を増やすために必要なこと（3つまでの複数回答 N = 744 人，M．T．= 250.0%）

c. 外食の状況

夕食を外食で済ませる，または調理済みの食品を購入している者は，20 〜 50 歳代男性に多く，女性も 20 歳代で多くみられる(図 4.28).

(1) 食料支出費から見た外食　1980（昭和 55）年からの 1 世帯あたりの食料の実質年間支出金額指数の推移を図 4.29 に示す，1980（昭和 55）年から 2017（平成 29）年にかけて，素材食料系(穀類，肉類，魚介類，乳卵類，野菜，海藻，果物)の支出は減少しているが，加工食品系（外食，調理食品，菓子類，飲料，酒，油脂，調味料）は上昇傾向で推移し，2010 年ごろに支出費が逆転している．

(2) 食の外部化　共働き世帯や単身世帯の増加，高齢化の進行，生活スタイル

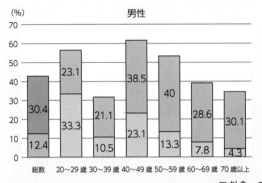

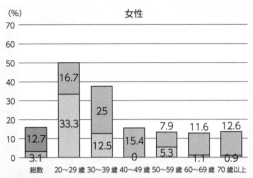

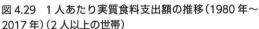

図 4.28　夕食の外食率
［平成 29 年国民健康・栄養調査］

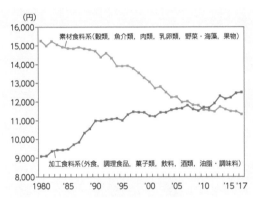

図 4.29　1 人あたり実質食料支出額の推移（1980 年〜
2017 年）（2 人以上の世帯）
注 1：1999 年以前は農林漁家世帯を除く結果，2000 年
以降は農林漁家世帯を含む結果
注 2：食料の中分類により大まかに区分しており，素材
食品系としている中にも，麺類（穀類），ツナ缶詰（魚介
類），ハム・ソーセージ（肉類），ヨーグルト（乳卵類）な
ど加工食品が含まれている．
注 3：物価水準値の端数処理の関係で素材食品系と加工
食品系の合計が 1 人あたり食料費（2015 年物価水準評価
額）と一致しない年もある．
［家計調査（総務省統計局，広報資料「統計 Today」
No.129)］

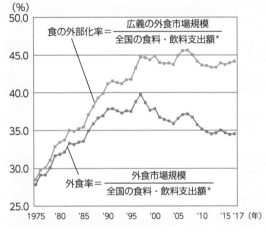

図 4.30　外食率と食の外部化率
＊　国民経済計算の推計による「食料，非アルコール飲料，
アルコール飲料，たばこ」から，日本たばこ協会調べによ
る「たばこ販売額」を引いたものに，日本フードサービス協
会の推計による外食市場規模をたしたもの．

　　　　の多様化などを背景に，家庭内で行われていた調理や食事を家庭外に依存する状
　　　　況を**食の外部化**という．食の外部化には，レストランなどへ出かけて食事をする
　　　　「外食」と，家庭内で手づくり料理を食べる「内食」の中間で，市販の弁当やそう菜，
　　　　家庭外で調理・加工された食品を家庭や職場・学校などでそのまま（調理加熱する
　　　　ことなく）食べる中 食 も含む．食の外部化率を図 4.30 に示す．このように外部化
　　　　が進み，また，「食品表示法」などによる商品への栄養成分表示などの整備が進ん

日本型食生活

最近の研究から，昭和50年代（1975年ごろ）の食生活が一番健康的な食生活であったことが明らかになりつつある．このころは，いわゆる日本型食生活（米飯を主食とし，主菜・副菜に加え，適度に牛乳・乳製品や果物が加わったバランスのとれた食事）が確立された時期とも重なる．農林水産省は食育の1つとして「日本型食生活」のススメを展開している（図4.31）．

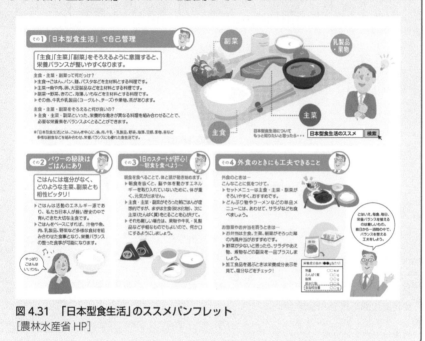

図4.31 「日本型食生活」のススメパンフレット
[農林水産省HP]

でいることから，これら外部化を活かした栄養指導・教育を打ち出していくことで，ポピュレーションアプローチも可能である．

E. 身体状況の推移

BMI［＝体重（kg）/（身長（m）×身長（m））］が「ふつう」（18.5以上25未満）の範囲にある者の割合は，男女とも6割を超えている．「肥満」（25以上）の範囲にある者の割合は，女性に比べて男性が高く，男性において年齢階級別にみると，40歳代が最も高い．「やせ」（18.5未満）の範囲にある者の割合は，男性に比べて女性が高く，性・年齢階級別にみると男女ともに20歳代で最も高い傾向にある．目標とするBMIの範囲からみた分布を図4.32に示す．

健康日本21（第2次）の目標項目では，「適正体重を維持している者の増加」として肥満とやせの減少があり，20〜60歳代男性の肥満者の割合を28%，40〜60歳代女性の肥満者の割合を19%，20歳代女性のやせの割合を20%へ減少さ

図 4.32　目標とする BMI の範囲の分布（20歳以上，性・年齢階級別）

目標とする BMI の範囲とは，日本人の食事摂取基準（2015年版）で示された 18〜49歳：18.5〜24.9 kg/m², 50〜69歳：20.0〜24.9 kg/m², 70歳以上：21.5〜24.9 kg/m² で，男女共通である．

［平成29年国民健康・栄養調査］

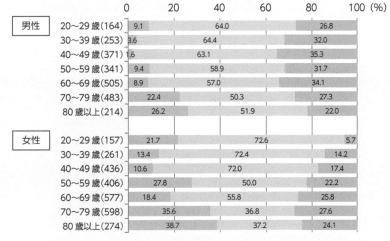

せる目標を挙げている．

4.3　高齢社会の健康・栄養問題

A.　高齢者の現状

　わが国の総人口は，2018（平成30）年10月1日現在，1億2,644万人である．そのうち，65歳以上の高齢者人口は3,558万人であり，65歳以上の人口の割合（高齢化率）は28.1％と過去最高となっている．70歳以上人口は2,621万人で割合は20.7％と初めて2割を超えた．高齢者人口は今後，1947（昭和22）年から1949（昭和24）年に生まれた**団塊の世代**が75歳以上になる2025（令和7）年には3,677万人に増加すると推計されている．総人口の減少と高齢者増加により高齢化率は上昇を続け，2036（令和18）年に33.3％で3人に1人，2065（令和47）年には38.4％で2.6人に1人が高齢者であると推計されている（図4.2参照）．

　65歳以上の一人暮らし高齢者の増加は男女ともに顕著であり，1980（昭和55）年には男性約19万人，女性約69万人であったが，2015（平成27）年には男性約192万人，女性約400万人となっている．

a.　高齢者の健康

　健康寿命および平均寿命とも延びており，特に健康寿命の延びが大きい．**平均寿命と健康寿命の差**は，2016（平成28）年には，男性8.84歳，女性12.35歳と，

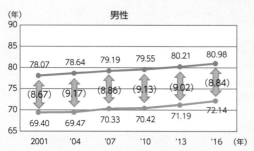

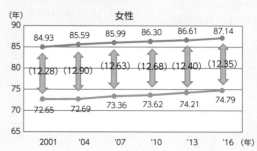

——平均寿命，　——健康寿命，　⟺ 平均寿命と健康寿命の差

2010（平成22）年と比較して縮小している（図4.33）．

平成28年度国民生活基礎調査によると，病気やけがなどで自覚症状のある者（有訴者）は，人口千人あたり305.9であるが，その割合は年齢階級が高くなるにしたがって上昇し，65歳以上では446.0，75歳以上では505.2となっている（図4.34A）．症状では男性で腰痛，女性で肩こりの有訴者が最も高い．傷病で通院している者（通院者数）は，人口千人あたり390.2であるが，その割合も年齢階級が高くなるにしたがって上昇し，65歳以上では686.7，75歳以上では727.8となっている（図4.34B）．男女とも高血圧症での通院率が最も高い．

図4.33　平均寿命と健康寿命の推移（男女別）
［内閣府：令和元年版高齢社会白書p.28 改変］

b.　介護をめぐる現状

介護保険制度とは，高齢者保健福祉として1960年代に始まった政策の現在の形である（表4.4）．2000年4月から，65歳以上の者は**第1号被保険者**として市区町村に，また40〜65歳未満の者は**第2号被保険者**として健康保険組合に介護保険料を納め，介護が必要と認定された場合，いつでもサービスを受けることができるようになった．

第1号被保険者は，年々増加して平成29年度末で3,488万人である．そのうち，**前期高齢者**（65歳以上75歳未満）は50.0%（1,746万人），**後期高齢者**（75歳以上）は50.0%（1,742万人）を占めている．第1号被保険者の増加に伴い，**要介護**（要支援）

図4.34　性・年齢階級別にみた有訴者率と通院者率
［厚生労働省：平成28年度国民生活基礎調査の概況］

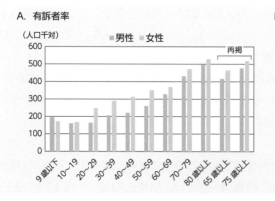

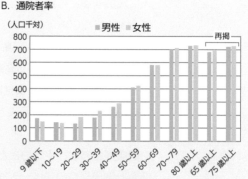

年代		高齢化率	おもな政策や法・制度
1960 年代	高齢者福祉政策の始まり	5.7% (1960)	1963 年 老人福祉法制定 特別養護老人ホーム創設 老人家庭奉仕員（ホームヘルパー）法制化
1970 年代	老人医療費の増大	7.1% (1970)	1973 年 老人医療費無料化
1980 年代	社会的入院や寝たきり老人の社会的問題化	9.1% (1980)	1982 年 老人保健法の制定 老人医療費の一定額負担の導入など 1989 年 ゴールドプラン（高齢者保健福祉推進十か年戦略）の策定 施設緊急整備と在宅福祉の推進
1990 年代	ゴールドプランの推進	12.0% (1990)	1994 年 新ゴールドプラン（新・高齢者保健福祉推進十か年戦略）策定 在宅介護の充実 高齢者介護・自立支援システム研究会報告（厚生省）
	介護保険制度の導入準備	14.5% (1995)	1995 年 高齢者社会対策基本法 1996 年 連立与党 3 党政策合意 介護保険制度創設に関する「与党合意事項」 1997 年 介護保険法成立
2000 年代	介護保険制度の実施	17.3% (2000)	2000 年 介護保険施行 2005 年 介護保険法の一部改正

表 4.4　高齢者保健福祉政策の流れ

認定者は，平成 29 年度末で 641 万人である．そのうち，前期高齢者は 11.7%（74万人），後期高齢者は 88.3%（555 万人）を占め，年々増加傾向にある．要介護度別にみると，軽度（要支援 1 ～要介護 2）の認定者 65.1%（417 万人），重度（要介護 3 ～ 5）の認定者 34.9%（224 万人）である（図 4.35）．

　要介護度別に介護が必要になった原因をみると，全体では認知症が 18.0% と最も多く，脳血管疾患 16.6%，高齢による衰弱 13.3% の順になっている．要支援者では，関節疾患が 17.2% と最も多く，高齢による衰弱 16.2%，骨折・転倒 15.2% の順になっている．要介護では認知症が最も多い（表 4.5）．

c.　その他の現状

(1) 認知症　わが国の認知症患者は 2012（平成 24）年で 65 歳以上の 7 人に 1 人の 462 万人である．2025（令和 7）年には 65 歳以上の 5 人に 1 人の約 700 万人であると推計される．

(2) ロコモティブシンドローム（運動器症候群）　運動器の障害により要介護になるリスクの高い状態になることで，変形性関節症と骨粗鬆症での患者数は 4,700万人（男性 2,100 万人，女性 2,600 万人）と推計されている（吉村典子，2009）．

(3) 低栄養　2017（平成 29）年の 65 歳以上の低栄養傾向の高齢者は 16.4% であるが，今後，高齢者のうち特に 75 歳以上高齢者が増加することから，2023（令和 5）年には低栄養傾向の高齢者は 22.2% であると推計されている．

B.　高齢者の健康・栄養政策

　わが国の高齢社会対策の基本的な枠組みは，1995（平成 7）年の「高齢社会対策

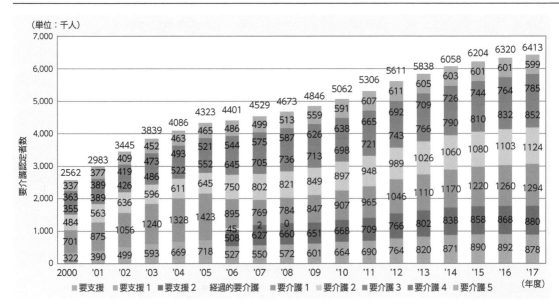

（単位：千人）

年度	2000	'01	'02	'03	'04	'05	'06	'07	'08	'09	'10	'11	'12	'13	'14	'15	'16	'17
合計	2562	2983	3445	3839	4086	4323	4401	4529	4673	4846	5062	5306	5611	5838	6058	6204	6320	6413

■要支援　■要支援1　■要支援2　経過的要介護　■要介護1　■要介護2　■要介護3　■要介護4　■要介護5

要介護認定者数

図4.35　要介護度別認定者数の推移
2006年4月より介護保険法の改正に伴い，要介護度の区分が変更されている．東日本大震災の影響により，2010の数値には福島県内5町1村の数値は含まれていない．
[厚生労働省：介護保険事業状況報告（年報）]

基本法」に基づき，健康・介護・医療などの分野では，健康づくりの総合的推進，介護保険制度の着実な実施，介護サービスの充実，高齢者医療制度の改革，住民などを中心とした地域の支え合いのしくみ作りの推進を図ることとしている．

　健康づくりの総合的推進においては，2000（平成12）年，壮年期死亡の減少や健康寿命の延伸および生活の質の向上を実現することを目的とした健康日本21が策定された．これに引き続き，健康日本21（第2次）が実施されている．

　また，「健康寿命をのばしましょう」をスローガンに2011（平成23）年スマート・ライフ・プロジェクトを開始した．これは，より多くの国民の生活習慣を改善し，健康寿命の延伸を目的として，企業・団体・自治体と厚生労働省が連携して，国民の健康づくりを応援・推進する運動である．

　また，2005（平成17）年に制定された「食育基本法」に基づき，「食育推進基本計画」が策定され，2011（平成23）年には，「第2次食育推進基本計画」，2016（平成28）年に「第3次食育推進基本計画」がスタートしている．第2次食育推進基本計画には，高齢者に対する食育推進が始めて設けられた．内閣府が2015（平成27）年に出し，農林水産省が2019（平成31）年に改訂した「食育ガイド」にも，高齢者とその家族への注意事項が掲載されている（図4.36）．

表4.5　介護が必要となったおもな原因（上位3位）
（単位：%）
[厚生労働省，平成28年度国民生活基礎調査の概況]

要介護度	第1位		第2位		第3位	
総　数	認知症	18.0	脳血管疾患（脳卒中）	16.6	高齢による衰弱	13.3
要支援者	関節疾患	17.2	高齢による衰弱	16.2	骨折・転倒	15.2
要介護者	認知症	24.8	脳血管疾患（脳卒中）	18.4	高齢による衰弱	12.1

図4.36 「食育ガイド」
（平成31年3月改訂）
における高齢者を対象
とした項目

高齢者とその家族の方へ

● 体重が減ってきたら要注意。
　食事の量が足りないと体重が減ってきます。
　定期的に体重を測りましょう。
● 主菜や乳製品などもしっかり食べましょう。
● 飲み物で水分補給も忘れずに。
● 食事や体重の記録に食育ダイアリー（P26）を
　使ってみましょう。

もっと詳しく知りたい

● 家庭教育手帳【文部科学省】
● スマート・ライフ・プロジェクト【厚生労働省】

高齢者の方や子どもは食べ物による
窒息事故にも注意しましょう

食べ物によって窒息の危険性が高くなります
子どもは食べる機能が発達段階にあり、高齢者では、
噛みにくい、飲み込みにくくなることもあるので、注意
が必要です。

食べ方による窒息予防
食べやすい大きさにして、よく噛んで食べましょう。
食事の際は、なるべく誰かがそばにいて注意して見てい
ましょう。警告マーク・注意書きも確認しましょう（右図）。

重篤な窒息事故につながる食品のリスク要因
● 直径が1～5cm　● 噛み切りにくい
● 口腔内をすべりやすい
● 一口サイズで吸い込んで食べるような構造

窒息事故が発生した食べ物の例
もち、ご飯、あめ、パン、すし、おかゆ、りんご、
みたらし団子、バナナ、カップ入りゼリー
（赤字は、12歳以下の子どもで重症・重篤・死亡の被害が
発生した食品）

もっと詳しく知りたい

● みんなの食育
　世代ライフスタイル別トピックス
　中高年男性編ゆっくり食べる【農林水産省】

高齢者の方へ

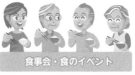

ひとりでの食事は食欲が出なかったり、食材の買い物
や調理が面倒だったりすることはありませんか？
ひとり暮らしでも友達を誘って一緒に食事をしたり、
時には、地域の食事会や食のイベントに参加してみませんか。

食事会・食のイベント

C.　介護保険制度

　1995（平成7）年，新ゴールドプランでは，介護システムが構築され，高齢者
の介護を社会全体で支えるしくみとして介護保険制度が創設され，2000（平成
12）年に**介護保険法**が施行された．介護保険制度は，①自立支援，②利用者本位，
③社会保険方式を採用した制度である．

　自立支援においては，単に介護を要する高齢者の身の回りの世話をするという
ことを超えて，高齢者の自立を支援することを理念としている．利用者本位は，利
用者の選択により，多様な主体から保健医療サービス，福祉サービスを総合的に
受けられる制度である．給付と負担の関係が明確な社会保険方式を採用している．

　介護保険制度は3年を1サイクルとし，3年ごとに見直しを行っている．制度

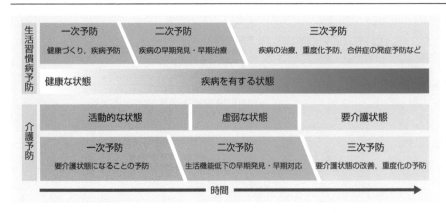

図 4.37　生活習慣病予防および介護予防の「予防」の段階
一般的なイメージであって，疾病の特性などに応じて上記に該当しない場合がある.
[厚生労働省，介護予防マニュアル（改訂版）(2012)]

創設以来の給付対象者の増加を食い止めるべく，**介護予防**が重要なキーワードとなっている．介護予防とは「要介護状態の発生をできる限り防ぐ（遅らせる）こと，そして要介護状態にあってもその悪化をできる限り防ぐこと，さらには軽減を目指すこと」と定義される．そのため，①運動器の機能向上，②栄養改善，③口腔機能向上，④閉じこもり予防・支援，⑤認知機能低下予防・支援，⑥うつ予防・支援が実施されている．

　介護予防における一次予防は，活動的な状態にある高齢者を対象に生活機能の維持・向上に向けた取り組みを行うものであり，二次予防は，要支援・要介護状態に陥るリスクが高い高齢者の早期発見・早期対応により状態を改善し，要支援状態となることを遅らせる取り組みである．そして三次予防は，要支援・要介護状態にある高齢者を対象に，要介護状態の改善や重度化を予防するものである（図4.37）．

　また，介護保険法の改正により，**地域包括ケアシステム**が導入された．これは厚生労働省が2025（令和7）年を目途に目指しているもので，高齢者の尊厳の保持と自立生活の支援の目的のもとで，可能な限り住み慣れた地域で，自分らしい暮らしを最後まで続けていくことができるよう，地域の包括的な支援・サービス提供体制である．

a.　栄養改善マニュアル

(1) 栄養改善サービス　2012（平成24）年，**介護予防マニュアル改訂版**が作成され，その中の**栄養改善マニュアル**も改訂された．栄養改善サービスは，日常生活において，「食べること」を支援し，低栄養状態の予防や改善を通じて高齢者がいつまでも「食」を楽しみ，自立した生活を送って，生活の質の高い社会の実現を目指すものである．高齢者にとって「食べること」は，楽しみや生きがいであり，積極的な参加につながる．そして，高齢者の低栄養状態を予防・改善することは，①筋タンパク質や内臓タンパク質を維持し，②身体機能，生活機能，免疫能の維持・向上を介して感染症を予防し，③要介護状態や重度化を予防することにより，

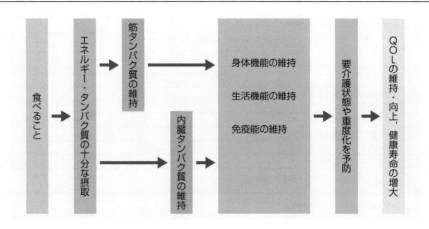

図 4.38 高齢者の「食べること」の意義
［厚生労働省，介護予防マニュアル（改訂版），栄養改善マニュアル改訂版資料 4-1，p.2（2012）］

④QOLの維持・向上，健康寿命の延伸に結び付くと考えられる（図4.38）.

栄養面に関する介護の一次予防としては，地域の特性や資源を生かし，高齢者の食べることを支援するまちづくりの一環として，住民参画により介護予防普及啓発を行う．栄養情報の表示や介護予防手帳の活用，相談窓口を設置などの介護予防普及啓発のほか，ボランティア養成・育成を通じ地域介護予防活動の支援や，食べることを支援する地域ネットワークづくりを行う．二次予防では，他の関連サービスや対象者の身近な地域資源と連携し，**栄養ケアマネジメント**（栄養管理プロセス*1）を行う．二次予防の対象者は要介護状態になるおそれのある高齢者である．栄養ケアマネジメントではアセスメントから始まり栄養診断*2を行ったうえでPDCA（計画→実施→評価→改善）サイクルに準じて管理する.

(2) 栄養ケアマネジメントの実際　栄養ケアマネジメントの事前アセスメントでは，身長，体重の計測とともに，低栄養状態にかかわる食生活上の課題を見つけ出すために，食事の内容，食事の準備状況，食事の状況を聞き取る（図4.39）．次に，栄養診断を行ったうえで利用者の意向をふまえて**個別サービス計画**（P）を作成する．まず，利用者が目指すものをゴールとして設定し，次にゴールを達成するために具体的な目標と行動計画を作成する．事前アセスメントから把握したアセスメント項目への対応は，マニュアルに詳細に示されているので，参考にしながら，対象者や家族が普段の生活や環境の中で，主体的にまた無理なく取り組むことができるような計画づくりを支援することが大切である.

計画の実施（D）における期間は，利用者の過度な負担とならず，効果が期待できる 3 〜 6 か月程度とし，家族を含めた個別指導や小グループでの栄養相談，集団的プログラムを適宜組み合わせる．計画の実施中には，実施状況や改善状況を把握するために**モニタリング**を行う．2回目以降の栄養相談の際に，実施することが望ましく，事前アセスメントで行った体重，食事の内容，食事の準備状況，食事の状況の変化の確認や食生活改善の目標の進行状況を評価（C）する．目標進

*1 栄養管理としてこれまで栄養ケアマネジメントとして行われてきた流れは，近年，国際標準化として栄養管理プロセスへ移行しつつある．ただし，介護報酬上の名称は従前のままである.

*2 栄養管理プロセスにおいて対象者の栄養状態を 70 項目からなる診断内容から判定する.

A. 個別相談や医師への相談の必要性		
1 この3か月以内に，手術や食事療法の必要な入院をしましたか	はい	いいえ
2 呼吸器疾患，消化器疾患，糖尿病，腎臓病などの慢性的な病気はありますか	はい	いいえ
3 下痢や便秘が続いていますか	はい	いいえ
B. 体重		
1 定期的に体重を測定していますか 直近の時期に測定した身長　　　　cm，体重　　　　kg	はい	いいえ
2 この3か月間に体重が減少しましたか	はい	いいえ
3 この3か月間に体重が増加しましたか	はい	いいえ
C. 食事の内容		
1 1日に何回食事をしますか		回
2 肉，魚，豆類，卵などを1日に何回，食べますか	1日に　　回 または週に　　回	
3 野菜や果物を1日にどの位食べますか	1日に　　皿 または週に皿	
4 牛乳やヨーグルト，チーズなどの乳製品，豆乳を1日に何回位食べますか	1日に　　回 または週に　　回	
5 水，お茶，ジュース，コーヒーなどの飲み物を1日に何杯位飲みますか	1日に　　杯	
6 健康のためなどで，意識して食べている食品，補助食品，サプリメントなどはありますか	はい	いいえ
D. 食事の準備状況		
1 自分（料理担当者の（　　　　　））が，食べ物を買いに行くのに不自由を感じますか	はい	いいえ
2 自分（料理担当者の（　　　　　））が，食事の支度をするのに不自由を感じますか	はい	いいえ
E. 食事の状況		
1 食欲はありますか	はい	いいえ
2 食事をすることは楽しいですか	はい	いいえ
3 1日に1回以上は，誰かと一緒に食事をしますか	はい	いいえ
4 毎日，ほぼ決まった時間に食事や睡眠をとっていますか	はい	いいえ
F. 特別な配慮の必要性		
1 食べ物でアレルギー症状（食べると下痢や湿疹がでる）がでますか	はい	いいえ
2 1日に5種類以上の薬を飲んでいますか	はい	いいえ
3 医師に食事療法をするように言われていますか	はい	いいえ
G. 口腔・嚥下		
1 小さくしたり刻まないと食べられない食品がありますか	はい	いいえ
2 飲み込みにくいと感じることがありますか	はい	いいえ
H. 主観的な意識		
1 自分の健康状態をどう思いますか	1（良い）　2　3　4　5（良くない）	
2 自分の健康状態を良くするために，食事の調整を出来ると思いますか	1（できる）　2　3　4（できない）	

行状況によっては，目標のレベルを上げて新たな目標を追加したり，目標のレベルを下げて実行可能な目標に設定したりして，計画の修正（改善，A）を行う．計画を実施して3〜6か月後に事後アセスメントを行う．事前と事後の状況を比較し，アウトカム指標を中心に評価を行う．栄養改善のアウトカム指標は，プログラム前後の体重の変化，事前アセスメント指標の変化，目標の達成度，主観的な健康観の変化，参加者の満足度などがある．

b. 介護や在宅療養での栄養士・管理栄養士

　介護保険法において，管理栄養士や栄養士が，介護老人福祉施設や介護老人保健施設で，基準を満たした栄養ケアマネジメントを行うと**栄養マネジメント加算**が，また，栄養士が配置されることで**栄養士配置加算**が介護報酬に加算される．対象者の栄養状態を施設入所時に栄養スクリーニングで把握し，医師，看護職員，

介護職員，生活相談員その他の職種と共同して，摂食・嚥下機能や食形態にも配慮した栄養ケア計画を作成することが求められる．また，経管栄養の対象者が経口移行を目標にしたケア計画を作成した場合にも，介護報酬の加算対象となる．

また，医療方面での診療報酬として，**在宅患者訪問栄養食事指導料**がある．これは在宅で療養している患者に特別食を提供する場合に，管理栄養士が訪問し，患者の生活条件，し好などを勘案した食品構成に基づく食事計画案または具体的な献立などを提示した指導を30分以上行った場合に算定することができるというものである．今後，このような在宅療養者や要介護者が増加し，在宅での栄養管理サービスの需要が増大することが予測される．在宅訪問栄養食事指導を提供できる管理栄養士が少ないことから，在宅医療とかかわる多職種と連携が取れ，かつ在宅療養者の疾患・病状・栄養状態に適した栄養食事指導（支援）ができる管理栄養士を育成することを目標に，日本在宅栄養管理学会認定の**在宅訪問管理栄養士**制度が2011（平成23）年度にスタートしている．

在宅訪問管理栄養士は，「療養者が在宅での生活を安全かつ快適に継続でき，さらにQOLを向上させることができる栄養食事指導（支援）の技術を備えた管理栄養士」である．具体的には，療養者や家族の立場や思いがわかり，最期まで口から食べられることを支援できる管理栄養士である．

D. 認知症対策

2012（平成24）年に「認知症施策推進5か年計画（オレンジプラン）」が策定され，続いて2015（平成27）年に「認知症施策推進総合戦略～認知症高齢者等にやさしい地域づくりに向けて～（新オレンジプラン）」が策定された．新オレンジプランの基本的な考え方は，認知症の人の意思が尊重され，できる限り住み慣れた地域の良い環境で自分らしく暮らし続けることができる社会の実現を目指すことである．新しい介護食品（スマイルケア食）を高齢者が手軽に活用できる環境整備などが盛り込まれている．スマイルケア食は，かむことや飲み込むことなどの食べる機能が低下した人にも食べやすいよう工夫されていることに加え，おいしさや食べやすさ，低栄養の改善，食べる楽しみ，見た目の美しさなどにも配慮すべきとされている．また，認知症の発症や進行に関する病態も明らかになりつつあり，日常の食事を始めとする生活習慣病とのかかわりの重要性が指摘され，認知症予防と食事摂取の研究が進められている．

E. 低栄養に対する目標

健康日本21（第2次）において，高齢者の健康づくりの指標として「低栄養傾向の高齢者の割合の増加の抑制」が設定されている．高齢者において，やせ・低栄養が要介護や総死亡に対する独立したリスク要因として重要である．そのため，

高齢者の低栄養状態を予防あるいは改善し，適切な栄養状態を確保することができれば，健康余命の延伸が期待できる．

　低栄養傾向として，要介護や総死亡リスクが統計学的に有意に高くなるBMI20以下を指標として設定している．2017（平成29）年の65歳以上の低栄養傾向の高齢者は16.4%で，今後，高齢者のうち特に75歳以上高齢者が増加することから，2023（令和5）年には低栄養傾向の高齢者は22.2%であると推計されている．この自然増の22.2%を上回らないことを目指し，目標を22%としている．日本人の食事摂取基準（2020年版）において，エネルギーの摂取量および消費量のバランスの維持を示す指標としてBMIを採用している．観察疫学研究において報告された総死亡率で最も低かったBMIの範囲は，65〜74歳および75歳以上22.5〜27.4であった結果より，目標とするBMIの範囲は，65〜74歳および75歳以上は21.5〜24.9と設定している．

　低栄養の指標には，BMI，体重減少率，血清アルブミン値などの現在の栄養状態を表す指標と包括的栄養評価などの今後の栄養状態の悪化を予測する指標がある．高齢になると，身体活動レベルの低下や基礎代謝の減少，除脂肪組織の減少により，エネルギーの必要量は減少する．若年時と比較すると食事量が低下し，さらに加齢に伴う生理的，社会的，経済的な要因により低栄養に陥る．社会的要因には，経済的な問題で十分に食事が摂れない場合に加えて，流通機能や交通網の弱体化とともに食料品などの日常の買い物が困難な状況に置かれている買物弱者も問題になっている．

　また，加齢に伴う機能低下として，筋力の減少，または筋肉量の減少を**サルコペニア**といい，これまで虚弱とされてきた体重減少，疲れやすさ，活動量低下などを**フレイル**という．低栄養状態になると，サルコペニアにつながり，活力低下，筋力低下・身体機能低下を引き起こし，活動の程度や消費エネルギー量の減少，食欲低下をもたらし，さらに栄養不良の状態を促進させるという悪循環のサイクルに陥いるとされている．フレイルでも食事や運動による介入で要介護に至る者を減らすことができるとされ，その理解と予防に取り組むことが呼びかけられている．日本人の食事摂取基準においても，2020年版より高齢者の低栄養予防やフレイル予防を視野に入れて策定された．

F.　食生活にかかわる運動関連の取り組み

　食生活の改善と相まって重要な運動（身体活動）についても，健康日本21（第2次）の一環としてさまざまな施策が実施されている．

a.　健康づくりのための身体活動基準2013

　身体活動を増加させることでリスクを低減できるものとして，従来の糖尿病，循環器疾患などに加え，がんや**ロコモティブシンドローム**，認知症が含まれるこ

とが明確化されている．血糖，血圧，脂質に関する健診結果が基準範囲内の65歳以上の人は，「強度を問わず，身体活動を10メッツ・時/週行う．具体的には，横になったままや座ったままにならなければどんな動きでもよいので，身体活動を毎日40分行う」という基準が設けられている．

b. ロコモチャレンジ

ロコモティブシンドローム（運動器症候群）は，運動器の障害のために自立度が低下し，介護が必要となる危険性の高い状態と定義される．日本形成外科学会が提唱しはじまったキャンペーンがロコモチャレンジである．ロコモティブシンドロームの予防の重要性が認知されれば，個々人の行動変容が期待でき，国民全体として運動器の健康が保たれ，介護が必要となる国民の割合を減少させることが期待できるとして，ロコモティブシンドロームという言葉・概念の認知度を高めることが，健康日本21（第2次）において指標として設定されている．高齢者における歩行速度は，65歳以降緩やかで直線的な低下を示し，ある閾値に達するころ（女性75歳以降，男性80歳以降）には日常生活に不自由が生じ始める．総合的な歩行機能の維持向上のためには，高齢者における運動器の健康維持が極めて重要であるとされている．

4.4　食料需給と自給率

公衆栄養活動において，生活習慣病の予防や改善，その他の課題を解決すべく健康教室や献立指導などを行うが，提案した食材を，対象者（消費者）がスムーズに入手できるのは，食材が生産者から流通システムを通して円滑に消費者へ届けられているからである．しかし，日本は長年海外からの輸入食材に頼った食生活となっており，日本の食料自給率は先進諸外国と比べて低い．今後も必要な食材を必要量いきわたらせ，安定した食料供給を行うことは，健康な食生活を営む点からも重要である．また，食育の視点からも地産地消*の取り組みにおいて，国内生産力を知り，農林水産物の市場の安定を図る施策を把握する必要がある．

*　地産地消とは，国内の地域で生産された農林水産物を，その生産された地域内において消費する取り組みであり，食育に欠かせない考え方となっている．

A.　食料自給率の国際比較

2013（平成25）年の諸外国の食料自給率（カロリーベース）をみると，200％を超えているのは，カナダの264％とオーストラリアの223％である．カナダは150％前後を推移していたが，2008年以降オーストラリアを抜いて上昇傾向にある．そのほかで100％を超えているのは，アメリカの130％とフランスの127％であり，以降ドイツ，イギリスと続く．日本は，諸外国と比較して低く，

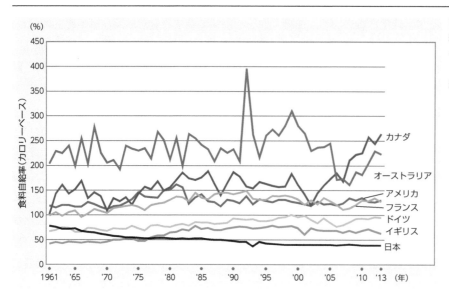

図 4.40　諸外国の食料自給率（カロリーベース）の推移
［農林水産省：食料需給表］

40%前後で推移している（図4.40）.

　品目別自給率を表4.6に示す. 穀類の自給率でみると多くの国で100%を超えて200%を超える国もあるが, 日本は28%である. これは世界の173の国・地域中124番目, OECD加盟35か国中30番目である. 生産量は増加傾向にはあるが, 平成26年度食料・農業・農村白書によると, 世界全体の食料需要は, 人口やGDPの増加により, 2000（平成12）年の44.7億トンから2050（平成62）年の69.3億トンまで1.6倍に増加する見通しとなっている. このため, 中長期的には, 食料需給がひっ迫することが懸念されている.

B.　日本の食料自給率の現状

　食卓に並ぶ食料には, 米のようにほとんど日本国内で生産されているものから, 牛肉や豚肉, バナナのように外国からの輸入に頼っているものもある. 国内で消

表 4.6　諸外国の品目別自給率（2013年）（試算）（単位:%）
穀類のうち, 米については玄米に換算. 食用穀物とは, 小麦, らい麦, 米およびその他の食用穀物（日本はそばを含む）の合計. 粗粒穀物とは, 大麦, オート麦, とうもろこし, ソルガム, ミレットおよびその他の雑穀（日本は裸麦を含む）の合計. 牛乳・乳製品については, 生乳換算によるものであり, バターを含む. 魚介類については, 飼肥料も含む魚介類全体についての自給率.
［資料：農林水産省「食料需給表」, FAO "Food Balance Sheets"を基に農林水産省で試算］

	穀類	穀 類 内 訳			いも類	豆類	野菜類	果実類	肉類	卵類	牛乳・乳製品	魚介類	砂糖類	油脂類
		食用穀物	うち小麦	粗粒穀物										
アメリカ	127	170	170	121	96	171	90	74	116	105	104	70	79	94
カナダ	202	425	448	118	147	346	55	17	129	94	95	96	9	229
ドイツ	113	132	152	87	117	6	40	25	114	71	123	24	106	86
フランス	189	176	190	214	116	78	73	57	98	100	123	30	182	85
イギリス	86	79	82	99	75	39	38	5	69	88	81	55	59	51
オーストラリア	279	326	342	214	82	276	82	90	166	99	146	29	228	142
日本	28	60	12	1	76	9	79	40	55	95	64	55	29	13

表 4.7　食料需給表における推計方法の一般原則（抜粋）	FAO の食料需給表作成の手引きに準拠
	計測期間は，当年 4 月 1 日から翌年 3 月 31 日までの 1 年間
	国内生産量には輸入した原材料を用いて国内で生産された製品を含む．原料大豆を輸入して国内で搾油された大豆油は，国内生産量の「大豆油」であり，大豆油そのものの輸入は「大豆油」の輸入として計上
	国内消費仕向量＝国内生産量＋輸入量－輸出量－在庫の増加量（または＋在庫の減少量）
	飼料用は，動物の飼料，魚類の餌料および肥料である
	減耗量は，食料が生産された農場などの段階から，家庭の台所などに届く段階までに失われるすべての数量が含まれる
	粗食料（数量）＝国内消費仕向量－（飼料用＋種子用＋加工用＋減耗量）
	1 人 1 年あたりの粗食料＝粗食料/わが国の総人口
	1 人 1 日あたりの粗食料＝1 人 1 年あたりの粗食料/当該年度の日数
	歩留りは，粗食料を純食料に換算する際の割合であり，当該品目の全体から廃棄される部分を除いた可食部の全体に対する重量の割合として求めている
	純食料＝粗食料×歩留り
	1 人あたり供給数量＝純食料/わが国の総人口
	1 人 1 日あたり供給栄養量は，1 人 1 日あたり供給数量に「日本食品標準成分表」の単位あたりの熱量，タンパク質，脂質を乗じて算出
	本表により算出された食料の供給数量および栄養量は，消費者などに到達した食料であって，実際に摂取された食料ではない

費されている食料のうち，日本国内の生産でどの程度まかなえるかを示したのが食料自給率であり，食料需給表（フードバランスシート）から推計される．

　食料需給表は，食料需給の全般的な動向や栄養量の水準と構成，食料消費構造の変化などを把握するために，農林水産省が毎年国連食糧農業機関（FAO）の食料需給表作成の手引きに準拠して作成している．このため，世界各国との比較が可能である．

　食料需給表は，わが国の食料の国内生産量や輸入量から純食料を換算し，国民1人あたりの供給数量，供給栄養量を算出し，食料自給率算出の基礎として活用されている．食料需給表の推計方法の一般原則は表4.7のとおりである．

　食料需給表推計方法の一般原則に基づいて，米の国内生産量から純食料への流れは，図4.41のようになる．国内生産量に外国貿易での輸入量および在庫の減少量が加わり，在庫の増加量および輸出量が減少されたものが，国内消費仕向量である．国内消費仕向量から飼料用，種子用，加工用，減耗量を差し引いたものが，粗食料となる．粗食料に歩留りを乗じたものが純食料である．

　食料自給率は，国民の需要に対する国内の食料供給能力を示した指標で，食料消費を分母，食料の国内生産を分子として算出される．

平成30年度食料需給表（概算値）抜粋

(単位：1,000トン) 人口126,443千人（平成30年10月1日現在）

類別・品目別	国内生産量	外国貿易		在庫の増減量	国内消費仕向量	国内消費仕向量の内訳								
		輸入量	輸出量			飼料用	種子用	加工用	減耗量	粗食料			歩留り	純食料
										総数	1人1年あたり	1人1日あたり		
											kg	g	%	
1 穀類	9,177	24,704	115	△15	33,303	14,771	79	5,002	327	13,124	103.8	284.4	84.8	11,111
a. 米	8,208	787	115	△44	8,446	432	40	314	153	7,507	59.4	162.7	90.6	6,801
	(a)(427)				478	478								(6,578)
b. 小麦	765	5,638	0	△107	6,510	803	20	269	163	5,255	41.6	113.9	78.0	4,099

米について，国内生産量の（ ）内の数値は，新規需要米の数量「(a) 飼料用米 (b) 米粉用米」であり，内数である．

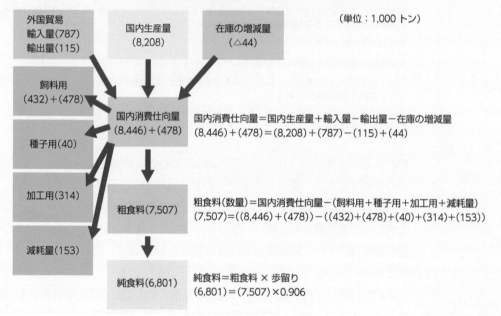

(単位：1,000トン)

外国貿易
輸入量(787)
輸出量(115)

国内生産量
(8,208)

在庫の増減量
（△44）

国内消費仕向量
(8,446)＋(478)

国内消費仕向量＝国内生産量＋輸入量－輸出量－在庫の増減量
(8,446)＋(478)＝(8,208)＋(787)－(115)＋(44)

飼料用
(432)＋(478)

種子用(40)

加工用(314)

減耗量(153)

粗食料(7,507)

粗食料(数量)＝国内消費仕向量－(飼料用＋種子用＋加工用＋減耗量)
(7,507)＝((8,446)＋(478))－((432)＋(478)＋(40)＋(314)＋(153))

純食料(6,801)

純食料＝粗食料 × 歩留り
(6,801)＝(7,507)×0.906

図 4.41　食料需給表にみる米の「国内生産量」から「純食料」の流れ
［農林水産省，食料需給表］

食料自給率＝食料の国内生産／食料消費

総合食料自給率

　　供給熱量ベース＝国産供給熱量／国内総供給熱量×100

　　生産額ベース＝食料の国内生産額／食料の国内消費仕向額×100

品目別自給率

　　重量ベース＝国内生産量／国内消費仕向量×100

　食料自給率には，食料全体の自給の程度を示す総合食料自給率（供給熱量ベースと生産額ベース）と，重量ベースの品目別自給率がある．総合食料自給率のうち供給熱量ベースは，食料が生命と健康の維持に必要不可欠であるという観点から，エネルギーに着目して，国民に供給される熱量のうち，国内生産による割合を示

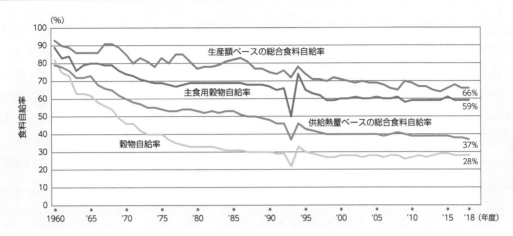

図4.42　食料自給率の推移

［農林水産省：食料需給表］

* 食料・農業・農村基本法に基づき，食料・農業・農村に関し，政府が中長期的に取り組むべき方針を定めたものであり，情勢変化などをふまえ，概ね5年ごとに変更することとされている．

している．生産額ベースは，経済的価値に着目して，国民に供給される食料の生産額のうち，国内生産による割合を示している．生産額ベースは，低エネルギーである野菜や果物や，飼料を輸入しているために供給熱量ベースの自給率が低くなる畜産物などを適切に反映できる特徴がある．

　わが国の食料自給率（総合食料自給率）は，長期にわたって低下傾向で推移している（図4.42）．供給熱量ベース（カロリーベース）の総合食料自給率は，近年40%前後の横ばい傾向で推移し，2018（平成30）年度は37%であった．生産額ベースの総合食料自給率は，1961（昭和36）年90%であったが，1998（平成10）年には70%と減少傾向で推移し，2018（平成30）年度は66%であった．主食用穀類自給率は近年60%前後を推移し，2018（平成30）年度は59%であった．しかし飼料の3/4程度を輸入しているため，飼料用を含む穀物全体の自給率では28%とさらに低い．

　2015（平成27）年3月に策定された**食料・農業・農村基本計画***では，食料消費の見通しや生産努力目標を前提として，食料自給率の目標を2025（平成37）年度は総合食料自給率の供給熱量ベースで45%，生産額ベースで73%と設定している．食料自給率向上のために，食料消費の面からは，国内外での国産農産物の需要拡大や食育の推進による「日本型食生活」の推進，食品に対する消費者の信頼の確保を挙げている．農業生産の面からは，優良農地の確保と担い手への農地集積・集約化，担い手の育成・確保，農業の技術革新や食品産業事業者との連携などによる生産・供給体制の構築などの実現を掲げている．

　具体的な取り組みとして，2008（平成20）年，国産農林水産物の消費拡大を推進するために**フード・アクション・ニッポン**（FOOD ACTION NIPPON）を立ち上げ，民間企業・団体・行政などが一体となって国民運動を実施している．2019（令和元）年5月には「食品ロスの削減の推進に関する法律（食品ロス削減推進法）」が公布され，2019（令和元）年10月に施行された．わが国では，2,759万トンの食品廃棄

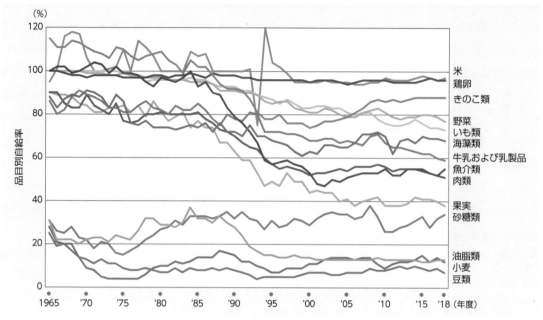

図 4.43 品目別自給率の推移
［農林水産省：食料需給表］

物があるが，このうちの約643万トンが本来食べられるのに廃棄されているいわゆる食品ロスと試算されている．そのため，NO-FOODLOSS PROJECT（消費者庁，農林水産省，環境省）では，食品ロス発生の段階別にモデル的な削減の取り組みを支援するとともに，生活者一人ひとりの意識・行動改革に向けて官民を挙げて食品ロス削減国民運動を展開している．

重量ベースの品目別自給率（図4.43）において，米は2018（平成30）年度の概算では97%である．米は気候の影響を受けやすく，1993（平成5）年には冷害や台風，長雨の影響で米不足になり緊急輸入を行ったが，1998（平成10）年以降94〜97%を安定して推移し，高い国内生産能力を保っている．同じ主食でも小麦の自給率は12%と低い．いも類と野菜類は徐々に低下しているが，概ね80%前後の自給率を示している．

自給率が最も安定しているのが，鶏卵であり，1960（昭和35）年以降，94〜101%を推移している．しかし，鶏卵や肉類，牛乳・乳製品は家畜の飼料の多くを輸入に頼っているため，2018（平成30）年度の鶏卵の自給率は96%であるが，飼料自給率を考慮に入れると12%となる．同様に2018（平成30）年度の肉類の自給率は51%であるが，飼料自給率を考慮に入れると7%，牛乳・乳製品の自給率は59%であるが，飼料自給率を考慮に入れると25%と低下する．自給率が低いものには，豆類の7%，油脂類の13%，小麦の12%がある．

国民1人1日あたりの供給熱量およびPFC熱量比率*は，2018（平成30）年度の概算では，供給熱量は2443.2 kcal，PFC熱量比率は，タンパク質13.0%，

＊　PFC エネルギー比率ともいう．

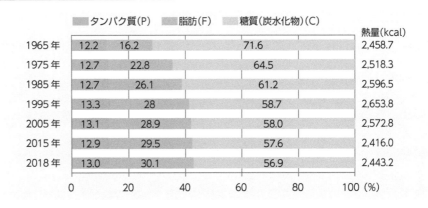

図 4.44　国民 1 人 1 日あたりの供給熱量および PFC 熱量比率推移

［農林水産省：食料需給表］

	タンパク質(P)	脂肪(F)	糖質(炭水化物)(C)	熱量(kcal)
1965 年	12.2	16.2	71.6	2,458.7
1975 年	12.7	22.8	64.5	2,518.3
1985 年	12.7	26.1	61.2	2,596.5
1995 年	13.3	28	58.7	2,653.8
2005 年	13.1	28.9	58.0	2,572.8
2015 年	12.9	29.5	57.6	2,416.0
2018 年	13.0	30.1	56.9	2,443.2

脂質 30.1％，糖質（炭水化物）56.9％であった（図 4.44）．供給熱量は 2008（平成 20）年以降，2,450 kcal 前後を推移している．なお，供給熱量は，消費者に到達した熱量であり，国民に実際に摂取された熱量ではない．平成 29 年国民健康・栄養調査によると国民が実際に摂取した熱量は 1,897 kcal であり，2008（平成 20）年以降 1,850 〜 1,900 kcal を推移し，供給熱量とはかい離している（図 4.16 参照）．PFC 熱量比率は 2006（平成 18）年以降，タンパク質 13％前後，脂質 28％前後，糖質（炭水化物）58％で推移している．平成 29 年国民健康・栄養調査の PFC 熱量比率は，タンパク質 14.8％，脂質 27.7％，炭水化物 57.5％であった．また，日本人の食事摂取基準（2015 年版）からは，エネルギー産生栄養素バランス（％エネルギー）が示され，1 歳以上の目標値は男女共通して，タンパク質 13 〜 20％，脂質 20 〜 30％，炭水化物 50 〜 65％とされている．

2015（平成 27）年 3 月に策定された食料・農業・農村基本計画では，新たに食

図 4.45　食料自給力の考え方

［農林水産省 HP より］

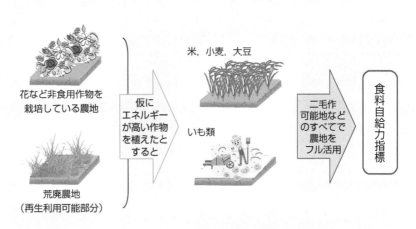

$$食料自給力指標(kcal ／ 1 人 1 日) = \frac{\sum_i(品目\,i\,の生産量 × 品目\,i\,の単位重量あたり熱量)}{人口 ×1 年間の日数}$$

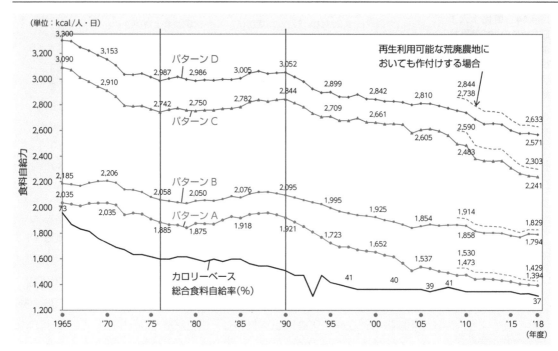

（単位：kcal／人・日）

図 4.46　食料自給力指標の推移

パターン A：栄養バランスを一定程度考慮して，主要穀物（米，小麦，大豆）を中心に熱量効率を最大化して作付けする場合．パターン B：主要穀物（米，小麦，大豆）を中心に熱量効率を最大化して作付けする場合．パターン C：栄養バランスを一定程度考慮して，いも類を中心に熱量効率を最大化して作付けする場合．パターン D：いも類を中心に熱量効率を最大化して作付けする場合

料自給力指標（わが国の食料の潜在生産能力）が導入された．食料自給力指標は，わが国の農林水産業が持つ潜在的な生産能力をフル活用することにより得られる食料の供給熱量を示す指標である（図4.45）．食料安全保障に関する国民的な議論を深めていくために提示された．

　2018（平成30）年度の食料自給力指標を見ると，現実の食生活とは大きく異なるいも類中心型（図4.45図説中パターンC，D）では，推定エネルギー必要量などに達するものの，より現実に近い米・小麦・大豆中心型（パターンA，B）では，これらを大幅に下回る結果となっている（図4.46）．食料自給率が1997（平成9）年度以降18年間40％前後（横ばい）で推移している中，食料自給力は近年低下傾向にあり，将来の食料供給能力の低下が危惧される状況にある．食料自給力指標を示すことで，食料の潜在生産能力の実情を周知し，食料安全保障に関する議論を深め，国民がそれぞれの立場で食料自給力の維持向上に向けた取り組みを行うよう働きかけることで，食料の安定供給の確保に向けた取り組みを促すこととされている．

演習 **4**-**1** ポピュレーションアプローチとハイリスクアプローチについて，それ
　　　　　ぞれ説明せよ.
演習 **4**-**2** 国民健康・栄養調査の概要について説明せよ.
演習 **4**-**3** 最近の国民健康・栄養調査の結果より，日本人の栄養素等摂取量の問
　　　　　題点を挙げよ.
演習 **4**-**4** 高齢者の栄養摂取の問題点と改善方法についてまとめよ.
演習 **4**-**5** 食料需給表とは何か. その意義と作成方法について説明せよ.

5. わが国の健康・栄養政策

　公衆栄養活動には多くの行政用語がかかわる．法関係では，憲法，法律，政令，府省令，規則といった種類があり，それらの公布や施行があり，計画関係では，政策，施策，事務事業がある（図5.1）．

　政策とは，国や自治体が目指すべき国づくりや街づくりの方向や目的を示すもので，**施策**とは政策を実現するための方策である．また，事業とは施策を実現させるための具体的な手段をいう．

　法と施策はお互いにかかわりあって存在しており，改正があった場合に連動して修正が行われる．また，通知などは改正されても同じ名称で引き継がれることが多いため，常に最新の情報を入手しておく必要がある．

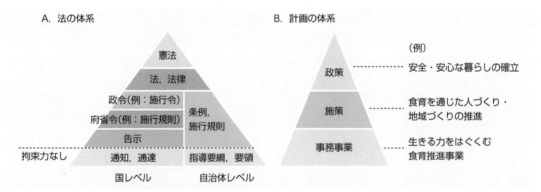

図 5.1　法と計画の体系

法律の成立，公布，施行

法律案は基本的に衆議院と参議院の両議院で可決したとき法律として成立する．法律の成立後，奏上された日から 30 日以内に公布される．公布は官報に掲載されることによって行われる．法律の効力が発動し，作用することになることを施行といい，いつから施行されるかは，通常，その法律の附則で定められている．

通知の廃止と発令

たとえば，「地域における行政栄養士による健康づくり及び栄養・食生活の改善について」（平成 25 年 3 月 29 日付け健発 0329 第 9 号厚生労働省健康局長通知）が新たに発せられると，この通知の施行をもって「地域における行政栄養士による健康づくり及び栄養・食生活の改善について」（平成 20 年 10 月 10 日付け健発第 1010003 号）は廃止するということになる．

5.1　公衆栄養の施策と法規

　行政栄養士による健康づくりや栄養・食生活の改善に関する施策については，「地域における行政栄養士による健康づくり及び栄養・食生活の改善について」という通知において規定されている．施策は「**地域保健法**」，「**健康増進法**」に基づき実施され，「**食育基本法**」，「**高齢者の医療の確保に関する法律**」に基づく特定健康診査・特定保健指導などにより推進することが重要であるとされている．行政栄養士の活動の根拠法はこれらの法律であり，またそれらに規定されている指針や計画の理解は必須である（図5.2）．

　また，「地域保健対策の推進に関する基本的な指針」（厚生労働省告示）の根拠法は地域保健法であり，「国民の健康の増進の総合的な推進を図るための基本的な方針」（厚生労働省告示）の根拠法は健康増進法である．それぞれ改正され，健康日本 21（第 2 次）が推進されている．

A.　地域保健法（昭和 22 年法律第 101 号）

　1947（昭和 22）年に公布された「保健所法」を，1994（平成 6）年，「地域保健法」に改正した．基本的な考え方は，急速な少子高齢化，疾病構造の変化，地域住民のニーズの多様化に対応し，サービスの受け手である生活者の立場を重視した地域保健の新たな体系を構築することである．この法律の改正により，都道府県と市町村の役割を見直し，住民に身近な母子保健サービスなどの実施主体を市町村に移行し，すでに市町村が実施主体となっている老人保健とともに実施すること

図 5.2　行政栄養士の活動の根拠法とその施策など
たとえば，健康日本 21 と食育推進基本計画では，「朝食を欠食する国民の割合を減らす」「メタボリックシンドロームを認知している国民の割合の増加」など，共通の目標をもっている．介護予防事業と健康日本 21 の「健康寿命の延伸」という目的は同じである．

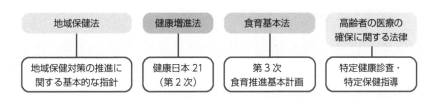

①自助および共助の支援の推進（ソーシャルキャピタルを活用した支援）	⑬社会福祉などの関連施策との連携に関する基本的事項
②住民の多様なニーズに対応したきめ細かなサービスの提供	1）保健，医療，福祉の連携の下で最適なサービスを総合的に提供するための調整の機能の充実
③地域の特性をいかした保健と福祉の健康なまちづくり	2）包括的な保健，医療，福祉のシステムの構築
	3）次世代育成支援対策の総合的かつ計画的な推進
④医療，介護，福祉などの関連施策との連携強化（地域包括ケアシステムの強化）	4）高齢者対策および介護保険制度の円滑な実施のための取組
	5）精神障害者施策の総合的な取組
⑤地域における健康危機管理体制の確保	6）児童虐待防止対策に関する取組
⑥科学的根拠に基づいた地域保健の推進	
⑦国民の健康づくりの推進	⑭その他地域保健対策の推進に関する重要事項
⑧快適で安心できる生活環境の確保	1）国民の健康づくりおよびがん対策などの推進
	2）生活衛生対策
⑨保健所の整備，運営	3）食品安全対策
⑩市町村保健センターの整備，運営	4）地域保健，学校保健および産業保健の連携
⑪人材の確保，資質の向上，人材確保支援計画の策定	5）地域における健康危機管理体制の確保
	6）地方衛生研究所の機能強化
⑫地域保健に関する調査および研究に関する基本的事項	

となった．おもな項目は地域保健対策の推進，保健所や市町村保健センターの設置および事業の展開である．地域保健法に定められている「地域保健対策の推進に関する基本的な指針」のおもな項目は表5.1のとおりである．

地域保健法施行令により，保健所には医師や歯科医師など医療職のほか，管理栄養士，栄養士などの必要な職員を置くと定められている．

表5.1　地域保健対策の推進に関する基本的な指針
根拠法：地域保健法［平成6年厚生省告示，最終改正平成27年］

B.　健康増進法（平成14年法律第103号）

「健康増進法」は，2002（平成14）年8月に公布，2003年5月に施行された．急速な高齢化や疾病構造の変化に対応し，国民の健康増進を推進し，栄養改善，保健の向上を図ることを目的としている．健康増進法は，健康日本21の根拠法として「栄養改善法」（平成15年廃止）の内容も引き継ぎながら，生活習慣病を防ぐための栄養改善の視点だけでなく，運動や飲酒，喫煙などの生活習慣の改善を通じた健康増進の概念を取り入れている．おもな内容を表5.2に示す．

なお，従来の栄養表示基準は，2015（平成27）年施行の「食品表示法」に新たに食品表示基準として規定され，健康増進法の項目ではなくなった．また，受動喫煙防止について，改めて2020（令和2）年4月1日から施行される条文の変更に伴い，これまで第26条〜第33条に規定されていた特別用途表示等は，第43条〜第67条に条番号が変更となる．

C.　食育基本法（平成17年法律第63号）

「食育基本法」は，2005（平成17）年6月に公布され，同年7月に施行された．近年のわが国の食をめぐる状況の変化に伴い，国民が生涯にわたって健全な心身を培い，豊かな人間性を育むための食育が喫緊の課題となっていることから，食

表 5.2　健康増進法（抜粋，最終更新：令和元年 6 月 7 日公布，施行日：令和 2 年 4 月 1 日）

<td colspan="2" align="center">**第一章　総則**</td>	
第一条 （目的）	この法律は，我が国における急速な高齢化の進展及び疾病構造の変化に伴い，国民の健康の増進の重要性が著しく増大していることにかんがみ，国民の健康の増進の総合的な推進に関し基本的な事項を定めるとともに，国民の栄養の改善その他の国民の健康の増進を図るための措置を講じ，もって国民保健の向上を図ることを目的とする．
第二条 （国民の責務）	国民は，健康な生活習慣の重要性に対する関心と理解を深め，生涯にわたって，自らの健康状態を自覚するとともに，健康の増進に努めなければならない．
第三条 （国及び地方公共団体の責務）	国及び地方公共団体は，教育活動及び広報活動を通じた健康の増進に関する正しい知識の普及，健康の増進に関する情報の収集，整理，分析及び提供並びに研究の推進並びに健康の増進に係る人材の養成及び資質の向上を図るとともに，健康増進事業実施者その他の関係者に対し，必要な技術的援助を与えることに努めなければならない．
第四条 （健康増進事業実施者の責務）	健康増進事業実施者は，健康教育，健康相談その他国民の健康の増進のために必要な事業（以下「健康増進事業」という．）を積極的に推進するよう努めなければならない．
第五条 （関係者の協力）	国，都道府県，市町村（特別区を含む．以下同じ．），健康増進事業実施者，医療機関その他の関係者は，国民の健康の増進の総合的な推進を図るため，相互に連携を図りながら協力するよう努めなければならない．
<td colspan="2" align="center">**第二章　基本方針等**</td>	
第七条 （基本方針）	厚生労働大臣は，国民の健康の増進の総合的な推進を図るための基本的な方針（以下「基本方針」という．）を定めるものとする． 2　基本方針は，次に掲げる事項について定めるものとする． 　一　国民の健康の増進の推進に関する基本的な方向 　二　国民の健康の増進の目標に関する事項 　三　次条第一項の都道府県健康増進計画及び同条第二項の市町村健康増進計画の策定に関する基本的な事項 　四　第十条第一項の国民健康・栄養調査その他の健康の増進に関する調査及び研究に関する基本的な事項 　五　健康増進事業実施者間における連携及び協力に関する基本的な事項 　六　食生活，運動，休養，飲酒，喫煙，歯の健康の保持その他の生活習慣に関する正しい知識の普及に関する事項
第八条 （都道府県健康増進計画等）	都道府県は，基本方針を勘案して，当該都道府県の住民の健康の増進の推進に関する施策についての基本的な計画（以下「都道府県健康増進計画」という．）を定めるものとする． 2　市町村は，基本方針及び都道府県健康増進計画を勘案して，当該市町村の住民の健康の増進の推進に関する施策についての計画（以下「市町村健康増進計画」という．）を定めるよう努めるものとする．
第九条 （健康診査の実施等に関する指針）	厚生労働大臣は，生涯にわたる国民の健康の増進に向けた自主的な努力を促進するため，健康診査の実施及びその結果の通知，健康手帳（自らの健康管理のために必要な事項を記載する手帳をいう．）の交付その他の措置に関し，健康増進事業実施者に対する健康診査の実施等に関する指針（以下「健康診査等指針」という．）を定めるものとする．
<td colspan="2" align="center">**第三章　国民健康・栄養調査等**</td>	
第十条 （国民健康・栄養調査の実施）	厚生労働大臣は，国民の健康の増進の総合的な推進を図るための基礎資料として，国民の身体の状況，栄養摂取量及び生活習慣の状況を明らかにするため，国民健康・栄養調査を行うものとする． 2　厚生労働大臣は，国立研究開発法人医薬基盤・健康・栄養研究所（以下「研究所」という．）に，国民健康・栄養調査の実施に関する事務のうち集計その他の政令で定める事務の全部又は一部を行わせることができる．
第十一条 （調査世帯）	2　前項の規定により指定された調査世帯に属する者は，国民健康・栄養調査の実施に協力しなければならない．
第十二条 （国民健康・栄養調査員）	都道府県知事は，その行う国民健康・栄養調査の実施のために必要があるときは，国民健康・栄養調査員を置くことができる．
第十四条 （調査票の使用制限）	国民健康・栄養調査のために集められた調査票は，第十条第一項に定める調査の目的以外の目的のために使用してはならない．

表 5.2 健康増進法 （つづき）

第十六条 （生活習慣病の発生の状況の把握）	国及び地方公共団体は，国民の健康の増進の総合的な推進を図るための基礎資料として，国民の生活習慣とがん，循環器病その他の政令で定める生活習慣病（以下単に「生活習慣病」という．）との相関関係を明らかにするため，生活習慣病の発生の状況の把握に努めなければならない．
第十六条の二 （食事摂取基準）	厚生労働大臣は，生涯にわたる国民の栄養摂取の改善に向けた自主的な努力を促進するため，国民健康・栄養調査その他の健康の保持増進に関する調査及び研究の成果を分析し，その分析の結果を踏まえ，食事による栄養摂取量の基準（以下この条において「食事摂取基準」という．）を定めるものとする． 2　食事摂取基準においては，次に掲げる事項を定めるものとする． 　一　国民がその健康の保持増進を図る上で摂取することが望ましい熱量に関する事項 　二　国民がその健康の保持増進を図る上で摂取することが望ましい次に掲げる栄養素の量に関する事項 　　イ　国民の栄養摂取の状況からみてその欠乏が国民の健康の保持増進を妨げているものとして厚生労働省令で定める栄養素 　　ロ　国民の栄養摂取の状況からみてその過剰な摂取が国民の健康の保持増進を妨げているものとして厚生労働省令で定める栄養素

第四章　保健指導等	
第十七条 （市町村による生活習慣相談等の実施）	市町村は，住民の健康の増進を図るため，医師，歯科医師，薬剤師，保健師，助産師，看護師，准看護師，管理栄養士，栄養士，歯科衛生士その他の職員に，栄養の改善その他の生活習慣の改善に関する事項につき住民からの相談に応じさせ，及び必要な栄養指導その他の保健指導を行わせ，並びにこれらに付随する業務を行わせるものとする．
第十八条 （都道府県による専門的な栄養指導その他の保健指導の実施）	都道府県，保健所を設置する市及び特別区は，次に掲げる業務を行うものとする． 　一　住民の健康の増進を図るために必要な栄養指導その他の保健指導のうち，特に専門的な知識及び技術を必要とするものを行うこと． 　二　特定かつ多数の者に対して継続的に食事を供給する施設に対し，栄養管理の実施について必要な指導及び助言を行うこと． 2　都道府県は，前条第一項の規定により市町村が行う業務の実施に関し，市町村相互間の連絡調整を行い，及び市町村の求めに応じ，その設置する保健所による技術的事項についての協力その他当該市町村に対する必要な援助を行うものとする．
第十九条 （栄養指導員）	都道府県知事は，前条第一項に規定する業務（同項第一号及び第三号に掲げる業務については，栄養指導に係るものに限る．）を行う者として，医師又は管理栄養士の資格を有する都道府県，保健所を設置する市又は特別区の職員のうちから，栄養指導員を命ずるものとする．
第十九条の三 （都道府県による健康増進事業に対する技術的援助等の実施）	都道府県は，前条の規定により市町村が行う事業の実施に関し，市町村相互間の連絡調整を行い，及び市町村の求めに応じ，その設置する保健所による技術的事項についての協力その他当該市町村に対する必要な援助を行うものとする．

第五章　特定給食施設	
第二十条 （特定給食施設の届出）	特定給食施設（特定かつ多数の者に対して継続的に食事を供給する施設のうち栄養管理が必要なものとして厚生労働省令で定めるものをいう．以下同じ．）を設置した者は，その事業の開始の日から一月以内に，その施設の所在地の都道府県知事に，厚生労働省令で定める事項を届け出なければならない．
第二十一条 （特定給食施設における栄養管理）	特定給食施設であって特別の栄養管理が必要なものとして厚生労働省令で定めるところにより都道府県知事が指定するものの設置者は，当該特定給食施設に管理栄養士を置かなければならない． 2　前項に規定する特定給食施設以外の特定給食施設の設置者は，厚生労働省令で定めるところにより，当該特定給食施設に栄養士又は管理栄養士を置くように努めなければならない． 3　特定給食施設の設置者は，前二項に定めるもののほか，厚生労働省令で定める基準に従って，適切な栄養管理を行わなければならない．
第二十四条 （立入検査等）	都道府県知事は，第二十一条第一項又は第三項の規定による栄養管理の実施を確保するため必要があると認めるときは，特定給食施設の設置者若しくは管理者に対し，その業務に関し報告をさせ，又は栄養指導員に，当該施設に立ち入り，業務の状況若しくは帳簿，書類その他の物件を検査させ，若しくは関係者に質問させることができる． 2　前項の規定により立入検査又は質問をする栄養指導員は，その身分を示す証明書を携帯し，関係者に提示しなければならない．

108

5.　わが国の健康・栄養政策

表 5.2　健康増進法　（つづき）

第六章　受動喫煙防止	
第二十五条 （国及び地方公共団体の責務）	国及び地方公共団体は，望まない受動喫煙が生じないよう，受動喫煙に関する知識の普及，受動喫煙の防止に関する意識の啓発，受動喫煙の防止に必要な環境の整備その他の受動喫煙を防止するための措置を総合的かつ効果的に推進するよう努めなければならない．
第二十九条 （特定施設等*における喫煙の禁止等）	何人も，正当な理由がなくて，特定施設等においては，次の各号に掲げる特定施設等の区分に応じ，当該特定施設等の当該各号に定める場所（以下この節において「喫煙禁止場所」という）で喫煙をしてはならない．
第七章　特別用途表示等	
第四十三条 （特別用途表示の許可）	販売に供する食品につき，乳児用，幼児用，妊産婦用，病者用その他内閣府令で定める特別の用途に適する旨の表示（以下「特別用途表示」という．）をしようとする者は，内閣総理大臣の許可を受けなければならない． 6　第一項の許可を受けて特別用途表示をする者は，当該許可に係る食品（以下「特別用途食品」という．）につき，内閣府令で定める事項を内閣府令で定めるところにより表示しなければならない．
第六十五条 （誇大表示の禁止）	何人も，食品として販売に供する物に関して広告その他の表示をするときは，健康の保持増進の効果その他内閣府令で定める事項（次条第三項において「健康保持増進効果等」という．）について，著しく事実に相違する表示をし，又は著しく人を誤認させるような表示をしてはならない．
第九章　罰則	
第七十条	国民健康・栄養調査に関する事務に従事した公務員，研究所の職員若しくは国民健康・栄養調査員又はこれらの職にあった者が，その職務の執行に関して知り得た人の秘密を正当な理由がなく漏らしたときは，一年以下の懲役又は百万円以下の罰金に処する．

＊第二十九条で，「特定施設」とは，第一種施設，第二種施設，喫煙目的施設をいう．「第一種施設」とは，「多数の者が利用する施設のうち，学校，病院，児童福祉施設その他の受動喫煙により健康を損なうおそれが高い者が主として利用する施設として政令で定めるもの，国および地方公共団体の行政機関の庁舎（行政機関がその事務を処理するために使用する施設に限る）」とされている．また，「等」には，旅客運送事業自動車等として，旅客運送事業自動車，旅客運送事業航空機，旅客運送事業鉄道等車両，旅客運送事業船舶を含む．

表 5.3　第 3 次食育推進基本計画の方針と具体的施策
具体的な施策の番号は表5.5 参照
＊　取組の視点：子どもから高齢者まで，生涯を通じた取組を推進．国，地方公共団体，教育関係者，農林漁業者，食品関連事業者，ボランティア等が主体的かつ多様に連携・協働しながら食育の取組を推進

		具体的な施策
第 3 次の重点課題*	（1）若い世代を中心とした食育の推進	④⑮㉞
	（2）多様な暮らしに対応した食育の推進	③⑭⑯
	（3）健康寿命の延伸につながる食育の推進	⑪⑫⑬⑰㉓
	（4）食の循環や環境を意識した食育の推進	⑦㉔㉖㉘㉙㉚
	（5）食文化の継承に向けた食育の推進	㉜㉞㉟
基本的な取組方針	（1）国民の心身の健康の増進と豊かな人間形成	
	（2）食に関する感謝の念と理解	
	（3）食育推進運動の展開	
	（4）子どもの食育における保護者，教育関係者などの役割	
	（5）食に関する体験活動と食育推進活動の実践	
	（6）わが国の伝統的な食文化，環境と調和した生産などへの配慮および農山漁村の活性化と食料自給率の向上への貢献	
	（7）食品の安全性の確保などにおける食育の役割	

育に関し，基本理念や基本的事項を定めることにより，食育に関する施策を総合的かつ計画的に推進し，健康で文化的な国民の生活と活力のある社会の実現に寄与することを目的としている．食育基本法には，農林水産省*に設置される食育推進会議が食育推進基本計画を作成することが定められている．2016（平成28）

＊　2015 年度までは内閣府

表 5.4　第 3 次食育推進基本計画の目標

目標				目標			
具体的な目標値	現状値 （27年度）	目標値 （32年度）		具体的な目標値	現状値 （27年度）	目標値 （32年度）
1 食育に関心を持っている国民を増やす				**9 ゆっくりよく噛んで食べる国民を増やす**		
①食育に関心を持っている国民の割合	75.0%	90%以上		⑬ゆっくりよく噛んで食べる国民の割合	49.2%	55%以上
2 朝食または夕食を家族と一緒に食べる「共食」の回数を増やす				**10 食育の推進に関わるボランティアの数を増やす**		
②朝食または夕食を家族と一緒に食べる「共食」の回数	週9.7回	週11回 以上		⑭食育の推進に関わるボランティア団体などにおいて活動している国民の数	34.4万人 （26年度）	37万人 以上
3 地域などで共食したいと思う人が共食する割合を増やす				**11 農林漁業体験を経験した国民を増やす**		
③地域などで共食したいと思う人が共食する割合	64.6%	70%以上		⑮農林漁業体験を経験した国民（世帯）の割合	36.2%	40%以上
4 朝食を欠食する国民を減らす				**12 食品ロス削減のために何らかの行動をしている国民を増やす**		
④朝食を欠食する子どもの割合	4.4%	0%		⑯食品ロス削減のために何らかの行動をしている国民の割合	67.4% （26年度）	80%以上
⑤朝食を欠食する若い世代の割合	24.7%	15%以下		**13 地域や家庭で受け継がれてきた伝統的な料理や作法などを継承し，伝えている国民を増やす**		
5 中学校における学校給食の実施率を上げる				⑰地域や家庭で受け継がれてきた伝統的な料理や作法などを継承し，伝えている国民の割合	41.6%	50%以上
⑥中学校における学校給食実施率	87.5% （26年度）	90%以上		⑱地域や家庭で受け継がれてきた伝統的な料理や作法などを継承している若い世代の割合	49.3%	60%以上
6 学校給食における地場産物などを使用する割合を増やす				**14 食品の安全性について基礎的な知識を持ち，自ら判断する国民を増やす**		
⑦学校給食における地場産物を使用する割合	26.9% （26年度）	30%以上		⑲食品の安全性について基礎的な知識を持ち，自ら判断する国民の割合	72.0%	80%以上
⑧学校給食における国産食材を使用する割合	77.3% （26年度）	80%以上		⑳食品の安全性について基礎的な知識を持ち，自ら判断する若い世代の割合	56.8%	65%以上
7 栄養バランスに配慮した食生活を実践する国民を増やす				**15 推進計画を作成・実施している市町村を増やす**		
⑨主食・主菜・副菜を組み合わせた食事を1日2回以上ほぼ毎日食べている国民の割合	57.7%	70%以上		㉑推進計画を作成・実施している市町村の割合	76.7%	100%
⑩主食・主菜・副菜を組み合わせた食事を1日2回以上ほぼ毎日食べている若い世代の割合	43.2%	55%以上				
8 生活習慣病の予防や改善のために，ふだんから適正体重の維持や減塩などに気をつけた食生活を実践する国民を増やす						
⑪生活習慣病の予防や改善のために，ふだんから適正体重の維持や減塩などに気をつけた食生活を実践する国民の割合	69.4%	75%以上				
⑫食品中の食塩や脂肪の低減に取り組む食品企業の登録数	67 社 （26年度）	100 社 以上				

1. 家庭における食育の推進	5. 生産者と消費者との交流の促進，環境と調和のとれた農林漁業の活性化など
①子どもの基本的な生活習慣の形成 ②望ましい食習慣や知識の習得 ③妊産婦や乳幼児に関する栄養指導 ④子ども・若者の育成支援における共食などの食育推進 ⑤「ゆう活」などのワーク・ライフ・バランス推進	㉔農林漁業者などによる食育推進 ㉕子どもを中心とした農林漁業体験活動の促進と消費者への情報提供 ㉖都市と農山漁村の共生・対流の促進 ㉗農山漁村の維持・活性化 ㉘地産地消の推進 ㉙食品ロス削減を目指した国民運動の展開 ㉚バイオマス利用と食品リサイクルの推進
2. 学校，保育所などにおける食育の推進	6. 食文化の継承のための活動への支援など
⑥食に関する指導の充実 ⑦学校給食の充実 ⑧食育を通じた健康状態の改善などの推進 ⑨就学前の子どもに対する食育の推進	㉛ボランティア活動などにおける取組 ㉜学校給食での郷土料理などの積極的な導入や行事の活用 ㉝専門調理師などの活用における取組 ㉞「和食」の保護と次世代への継承のための産学官一体となった取組 ㉟地域の食文化の魅力を再発見する取組 ㊱関連情報の収集と発信
3. 地域における食育の推進	7. 食品の安全性，栄養その他の食生活に関する調査，研究，情報の提供および国際交流の推進
⑩「食育ガイド」などの活用促進 ⑪健康寿命の延伸につながる食育推進 ⑫歯科保健活動における食育推進 ⑬栄養バランスに優れた日本型食生活の実践の推進 ⑭貧困の状況にある子どもに対する食育推進 ⑮若い世代に対する食育推進 ⑯高齢者に対する食育推進 ⑰食品関連事業者などにおける食育推進 ⑱専門的知識を有する人材の養成・活用	㊲生涯を通じた国民の取組の提示 ㊳基礎的な調査・研究などの実施および情報の提供 ㊴リスクコミュニケーションの充実 ㊵食品の安全性や栄養などに関する情報提供 ㊶食品表示の適正化の推進 ㊷地方公共団体などにおける取組の推進 ㊸食育や日本食・食文化の海外展開と海外調査の推進 ㊹国際的な情報交換など
4. 食育推進運動の展開	
⑲食育に関する国民の理解の増進 ⑳ボランティア活動など民間の取組への支援，表彰など ㉑食育推進運動の展開における連携・協働体制の確立 ㉒食育月間および食育の日の設定・実施 ㉓食育推進運動に資する情報の提供	

表5.5　第3次食育推進基本計画で取り組むべき施策

年度から5年間は第3次として実施されている（表5.3）．具体的な目標値（表5.4）があり，その施策が示されている（表5.5）．

D. 高齢者の医療の確保に関する法律

「高齢者の医療の確保に関する法律」は，後期高齢者医療制度の創設に伴い，2008（平成20）年4月に「老人保健法」を改正，名称変更した．目的は「国民の高齢期における適切な医療の確保を図るため，医療費の適正化を推進するための計画の作成及び保険者による健康診査等の実施に関する措置を講ずるとともに，高齢者の医療について，国民の共同連帯の理念等に基づき，前期高齢者(65歳～74歳)に係る保険者間の費用負担の調整，後期高齢者 (75歳以上) に対する適切な医療の給付等を行うために必要な制度を設け，国民保険の向上及び高齢者の福祉の増進を図ること」である．おもな内容は，医療費適正化の推進，特定健康診査・特定保健指導，後期高齢者医療給付などである．

高齢者の医療の確保に関する法律では，国と都道府県に対し，医療費適正化計画の策定が定められており，健康増進法の健康増進計画と調和が保たれたものとするよう，5年ごとの見直しが行われる．

E. 食品表示法

　食品の表示は,「食品衛生法」,「日本農林規格等に関する法律」*（JAS法）,「健康増進法」の3法にそれぞれ定められていた. 2015（平成27）年4月より, 食品の表示にかかわる規定は「**食品表示法**」に一元化された. 食品摂取の際の安全性の確保, 自主的・合理的な食品の選択の機会を確保することや, 消費者の利益の増進を図り, 国民の健康の保護・増進, 食品の生産・流通の円滑化, 消費者の需要に即した食品の生産振興に寄与することを目的としており, 食品表示法は**消費者庁**の管轄である.

　健康増進法に規定されていた栄養表示基準や, 食品衛生法の品質表示基準などは, **食品表示基準**として新たに定められている. 食品表示が一元化されたことにより, **栄養成分表示**の義務化が実施され, これまでナトリウム表示だったものが**食塩相当量**で示されることで, 日本食品標準成分表や, 日本人の食事摂取基準, または各施策の食塩摂取量の目標などとも同じ単位でみることができるようになった. なお, 特別用途食品にかかわる許可は健康増進法に残されている（図5.3）.

　また, 食品表示法の施行とともに新たに**機能性表示食品**制度がスタートしている. 野菜や果物などの生鮮食品や加工食品, サプリメントなどについて, 健康の維持・増進効果などを具体的に示すこと（機能性表示）ができる. 機能性表示食品は, 特別用途食品, 保健機能食品（特定保健用食品, 栄養機能食品）とは異なる制度である（図5.4）. 機能性表示食品制度で機能性表示をするためには, 食品に表示する内容, 食品関連事業者に関する情報, 安全性・機能性の根拠に関する情報, 生産・製造・品質の管理に関する情報, 健康被害の情報収集体制その他必要な事項を, 販売日の60日前までに消費者庁長官に届け出る必要がある.

　食品表示法による食品表示の詳細を表5.6に示す. また, **栄養強調表示**を表5.7にまとめた.

*　名称変更は, 1970年「農林物資の規格化及び品質表示の適正化に関する法律」→2015年「農林物資の規格化等に関する法律」→2018年「日本農林規格等に関する法律」とされたが, 略称のJAS法はそのまま引き継がれている.

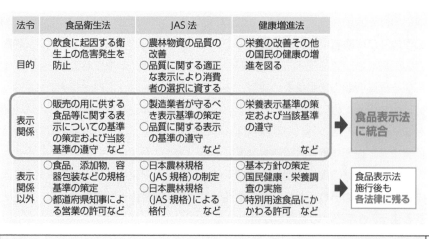

図 5.3　食品の表示にかかわる法体制

図5.4　飲食物の分類と表示

医薬品（医薬部外品含む）	特別用途食品		保健機能食品	機能性表示食品	一般食品	
	病者用食品など	特定保健用食品（トクホ）	栄養機能食品		いわゆる健康食品	
					JHFA認定	認定なし
（医薬品マーク）	（消費者庁許可 病者用食品マーク）	（消費者庁許可 特定保健用食品マーク）	（マークなし）	（マークなし）	（公益財団法人 JHFA 日本健康・栄養食品協会認定マーク）	

※上部「食品に機能性表示が可能」は特別用途食品（特定保健用食品）・保健機能食品・機能性表示食品にかかる

図 5.4　飲食物の分類と表示

JHFA：（財）日本健康・栄養食品協会. 酒類の表示は国税庁の「酒税の保全及び酒類業組合等に関する法律」にも基づく.

表 5.6　食品表示法による食品表示

原材料名の表示方法	1. 添加物と添加物以外の原材料がわかるよう, 「添加物」の項目名を設けて表示するなど, 明確に区別して表示する
	2. 添加物と添加物以外の原材料を区別せず重量順に表示することを定めていたパン類, 食用植物油脂, ドレッシング, ドレッシングタイプ調味料, 風味調味料について, 他の加工食品と同様に, 添加物と添加物以外の原材料を区別し, 重量の割合の高いものから順に表示する
	3. 混合しただけなど, 原材料の性状に大きな変化がない複合原材料（中間加工原材料）を使用する場合, 構成する原材料を分割して表示することが可能
アレルゲンの表示方法	1. 食品に含まれる特定原材料*1 はすべて表示する
	2. 個々の原材料の直後に括弧書きする方法（「個別表示」という）を原則とし, 表示面積に限りがあり, 一括表示でないと表示が困難な場合など, 例外的に原材料の直後にまとめて括弧書きする方法（「一括表示」という.）を可能とする. 「マヨネーズ（卵を含む）」, 「焼きうどん（小麦を含む）」などと表示
	3. 一括表示する場合, すべての特定原材料を一括表示欄に表示する. 今後は, 原材料に「卵」, 「小麦」（特定原材料）または「たまご」, 「コムギ」（代替表示*2）が表示されていても, 一括表示欄に改めて「卵」, 「コムギ」の表示が必要となる
栄養成分表示の義務化・ナトリウムの表示方法	1. 原則として, すべての消費者向けのあらかじめ包装された加工食品および添加物に栄養成分表示を義務付ける
	なお, 消費税法第9条第1項において消費税を納める義務が免除されている事業者は, 栄養成分表示の省略が認められる. また, 当分の間, 小規模事業者（概ね従業員が20人以下. 商業, サービス業は5人以下）についても, 栄養成分表示の省略が認められる.
	2. ナトリウムの量は食塩相当量で表示する. 任意でナトリウムを表示する場合は, ナトリウムの量の次に「食塩相当量」を括弧書きで表示する. ただし, ナトリウムの表示ができるのは, ナトリウム塩を添加していない食品に限定される
栄養強調表示の方法	1. 提言された旨の表示（熱量, 脂質, 飽和脂肪酸, コレステロール, 糖類およびナトリウム）および強化された旨の表示（タンパク質および食物繊維）には, 基準値以上の絶対差に加え, 新たに25%以上の相対さが必要となる
	2. 強化された旨の表示をする場合（ミネラル類（ナトリウムを除く）, ビタミン類）には, 強化された旨の基準値以上の絶対差が必要となる
	3. 糖類無添加, ナトリウム塩無添加に関する強調表示は, 一定の要件を満たす必要がある
栄養機能食品のルールの変更	1. 栄養成分の機能が表示できるものとして, 新たにn-3系脂肪酸, ビタミンKおよびカリウムが追加される
	2. 鶏卵以外の生鮮食品についても, 栄養機能食品の対象範囲とする
	3. 次の事項の記載が新たに必要（または変更）になる ・栄養素等表示基準値の対象年齢, 基準熱量に関する文言 ・特定の対象者（疾患に罹患している者, 妊産婦など）に対し注意を必要とするものは, 当該注意事項 ・栄養成分の量および熱量を表示する際の食品単位は, 1日あたりの摂取目安量あたりの成分値を記載 ・生鮮食品に栄養成分の機能を表示する場合, 保存の方法を表示（常温で保存すること以外に保存方法に留意点がないものは省略可）

表 5.6　食品表示法による食品表示

*1　アレルゲン表示対象品目のうち, 特に症状が重篤な, または症例数が多い品目のこと. 平成27年4月1日現在, えび・かに・小麦・そば・乳・落花生・卵の7品目

*2　特定原材料の記載と同一のものであると認められるもの. ［例］卵→玉子, たまご, タマゴ, エッグ／小麦→こむぎ, コムギ

強調表示の種類	補給ができる旨の表示（多いことを強調）			適切な摂取ができる旨の表示（少ないことを強調）		
	高い旨	含む旨	強化された旨	含まない旨	低い旨	低減された旨
	絶対表示		相対表示	絶対表示		相対表示
強調表示に必要な基準	・基準値以上であること		・基準値以上の絶対差 ・相対差（25%以上）* ・強化された量（割合）および比較対象品名を明記	・基準値未満であること		・基準値以上の絶対差 ・相対差（25%以上） ・低減された量（割合）および比較対象品名を明記
強調表示の表現例	・高○○ ・△△豊富 ・××多く含む	・○○含有 ・△△入り ・××源	・○○30%アップ ・△△2倍	・無○○ ・△△ゼロ ・ノン×× ・☆☆フリー	・低○○ ・△△控えめ ・××ライト	・○○30%カット ・△△〜gオフ ・××ハーフ
該当する栄養成分	タンパク質，食物繊維，ミネラル類（ナトリウムを除く），ビタミン類			熱量，脂質，飽和脂肪酸，コレステロール，糖類，ナトリウム		

表 5.7 栄養強調表示の方法
* 強化された旨の相対差（> 25 %）は，タンパク質および食物繊維のみに適用
［資料：東京都，食品衛生実務講習会教材，〜食品の表示についての新しい法律〜食品表示法ができました！］

5.2 健康日本 21（第 2 次）

　健康日本21（第2次）は，「21世紀における国民健康づくり運動」（健康日本21）として2000（平成12）年に始まった国民運動の最終報告を踏まえて展開されている．第2次は2013（平成25）年度から10年間が実施期間である．2018（平成30）年9月に示された中間評価については，表2.15と表4.1を参照されたい．なお，具体的目標は，「健康寿命の延伸と健康格差の縮小」「生活習慣病の発症予防と重症化予防の徹底」「社会生活を営むために必要な機能の維持および向上」「健康を支え，

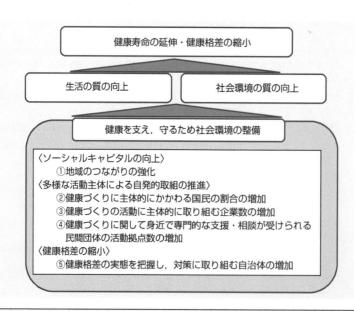

図 5.5 健康日本 21（第 2 次）の概念図
詳細は図 2.10 参照

表5.8 健康日本21（第2次）の健康増進に関する基本的な方向
[平成26年版厚生労働白書，p.134]

① 健康寿命の延伸と健康格差の縮小

・生活習慣の改善や社会環境の整備によって達成すべき最終的な目標
・国は生活習慣病予防の総合的な推進を図り，医療や介護など様々な分野における支援などの取組を進める

② 生活習慣病の発症予防と重症化予防の徹底（NCD（非感染症疾患）の予防）

・がん，循環器系疾患，糖尿病，COPDに対処するため，一次予防・重症化予防に重点を置いた対処を推進
・国は，適切な食事，適度な運動，禁煙など健康に有益な行動変容の促進や社会環境の整備のほか，医療連携体制の促進，特定健康診査・特定保健指導の実施などに取り組む

③ 社会生活を営むために必要な機能の維持および向上

・自立した日常生活を営むことを目指し，ライフステージに応じ，「こころの健康」「次世代の健康」「高齢者の健康」を推進
・国は，メンタルヘルス対策の充実，妊娠や子どもの健やかな健康増進に向けた取組，介護予防・支援などを推進

④ 健康を支え，守るための社会環境の整備

・時間的・精神面にゆとりある生活の確保が困難な者も含め，社会全体が相互に支え合いながら健康を守る環境を整備
・国は，健康づくりに自発的に取り組む企業などの活動に対する情報提供や，当該取組の評価などを推進

⑤ 栄養・食生活，身体活動・運動，休養，飲酒，喫煙，歯・口腔の健康に関する生活習慣の改善および社会環境の改善

・上記①〜④を実現するため，各生活習慣を改善するとともに，国は，対象者ごとの特性，健康課題などを十分に把握

守るための社会環境の整備」である（図5.5）．基本的な方向の詳細を表5.8に示す．栄養・食生活などの生活習慣および社会環境の改善に関する具体的数値目標が掲げられている（表2.10参照）．

A. 健康日本21（第2次）の具体的目標値と中間評価

中間評価は，a：改善している，b：変わらない，c：悪化した，d：評価困難とされた．

a. 適正体重を維持している者の増加（肥満：BMI 25以上，やせ：BMI 18.5未満の減少→中間評価：b変わらない）

適正体重を維持している者とは，やせ（BMI 18.5未満）でも肥満（BMI 25以上）でもない体重を維持している個人のことである．

健康日本21では，20〜60歳代男性の肥満者の割合は増加し，40〜60歳代の女性の肥満は減少し，20歳代女性のやせは変化せず，最終評価はc（変わらない）だった．第2次では20〜60歳代男性の肥満者を増加させないことを目標とする．

40〜60歳代女性の肥満者の割合についても，加齢により肥満者の割合が増加するのではなく，10年後も現在の肥満者の割合が維持されると仮定して目標値を設定している（40歳代については現状値の肥満者の割合を当てはめている）．

20歳代女性のやせの者の割合は，最近の10年間，20%から30%の間を推移

しており，15〜19歳の年齢階級も20歳代と同様に高い割合を示していることから，20%にまで低下することを目標とする．

b. 適切な量と質の食事をとる者の増加（中間評価：b 変わらない）

(1) 主食・主菜・副菜を組み合わせた食事が1日2回以上の日がほぼ毎日の者の割合

適切な量と質の食事は，生活習慣病予防の基本の1つである．食事全体の栄養バランスの指標として，**主食・主菜・副菜を組み合わせた食事**を取り上げた．

健康日本21では，「量・質ともに，きちんとした食事をとる人の増加」を目標項目にあげ，最終評価はB（目標に達していないが，改善傾向にある）であった．健康日本21（第2次）では，生活習慣病予防に焦点をあて，食事内容については，「主食・主菜・副菜を組み合わせた食事が1日2回以上の日がほぼ毎日の者の割合」を指標とした．

主食・主菜・副菜を組み合わせた食事をしている人は，68.1%（平成23年度食育の現状と意識に関する調査）であり，この割合を増加させることは，生活習慣病の一次予防，社会生活を営むために必要な機能の維持・向上のために重要である．

(2) 塩分摂取量の減少

減塩が血圧を低下させ，結果的に循環器疾患を減少させることは，国内外の研究より立証され，また消費者の啓発や食品中の塩分量の規則が，高血圧対策において費用対効果が高いこと，さらに，食塩・高塩分食品摂取が胃がんのリスクを上げることも示されていることから，減塩施策は重要である．

健康日本21においても，本目標があり食塩摂取量は減少したが，目標値（10 g）に達しなかったため最終評価はBであった．第2次では，目標は健康日本21の10 gより2 g少ない8 gに設定している*．

(3) 野菜と果物の摂取量の増加

野菜・果物の摂取量の増加は，体重コントロールに重要な役割があり，循環器疾患，2型糖尿病の一次予防などに効果があることが報告され，不足しないことが推奨されている．健康日本21では野菜は最終評価C，果物の最終評価はD（悪くなっている）であった．目標は野菜摂取量の平均値については健康日本21と同様に成人1人1日あたり**350 g以上**とされ，果物摂取量100 g未満の割合は30%に半減することとされた．

c. 共食の増加（中間評価：b 変わらない）

日本人について，**孤食**頻度が高い中学生は，自覚症状の訴えが多いこと，**共食**頻度が高い者は，野菜・果物・ご飯を「よく食べる」者が多いなど食物摂取状況が良好な傾向にあることが報告されている．健康日本21の「量・質ともに，きちんとした食事をとる人（1日最低1食きちんとした食事を家族など2人以上で楽しく，30分以上かけてとる人の割合）の増加」は最終評価Bであった．

健康日本21（第2次）では，生活習慣病との関連で科学的根拠が報告されてい

*　「日本人の食事摂取基準（2020年版）」では，成人（18〜64歳）の男性は7.5 g/日未満，女性は6.5 g/日未満と低い目標量が示された．なお，高血圧や慢性腎臓病（CKD）の重症化予防には，男女とも6.0 g/日未満とされている．

る子どもについて目標を設定する．また，共食の平均回数を上げるのではなく，より課題と対策を明確にしやすいように朝食，夕食別に1人で食べる子どもを減らす方向とした．

d. 食品中の食塩や脂肪の低減に取り組む食品企業および飲食店の登録数の増加（中間評価：a改善している）

本目標は栄養・食生活に関する社会環境の改善の観点から，健康日本21（第2次）から新たに設定された．

食品中の栄養成分の改善と栄養成分表示が合わせて実施されることで，国民の食品の選択行動の幅が広がり，企業や飲食店の自主的な栄養成分改善にもつながる．

食品企業については，現在，「健康日本21」推進の一つの事業として，企業連携を主体としたスマート・ライフ・プロジェクトにおいて，食品中の食塩や脂肪の低減に取り組む企業が登録を行うしくみを整備し，100社を目標にしている．飲食店については，自治体が実施している健康づくり支援店などの事業を通して把握している店舗数のうち，エネルギーや塩分控えめ，野菜たっぷり・食物繊維たっぷりといった**ヘルシーメニュー**の提供に取り組む店舗数とする．目標は30,000店舗登録を目標にする．

e. 利用者に応じた食事の計画，調理および栄養の評価，改善を実施している特定給食施設の割合の増加（中間評価：a改善している）

本目標も社会環境の改善の観点から健康日本21（第2次）で新たに設定された．管理栄養士を配置している施設の割合が2010（平成22）年現在70.5％であり，病

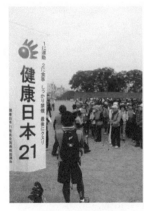

ウォーキング大会

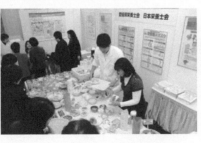

健康づくりに関する展示（愛媛県栄養士会）

図5.6 第11回健康日本21全国大会の開催の様子（2010年，愛媛）
［健康・体力づくり事業財団，健康日本21 HP，第11回健康日本21全国大会報告書，p.4，p.5］

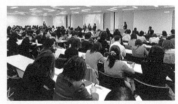

図5.7 健康日本21（第2次）実践マニュアル研修会の様子（2014年12月8日開催）
［写真提供：厚生労働科学研究「健康日本21（第二次）の推進に関する研究」HP］

院，介護老人福祉施設，介護老人保健施設は高いが（80～100%），児童福祉施設
（22.1%）や事業所（12.9%）は現状の平均値に満たない事業所が多く，今後の充実が
望まれる．

健康日本21（第2次）では，「利用者に応じた食事の計画，調理および栄養の評価，
改善を実施している特定給食施設の割合の増加」を目標とする．中間評価では改
善しているが，現状のままでは，最終目標到達が危ぶまれるとされた．

健康増進法において，**特定給食施設**（継続的に1回100食以上または1日250食以上の
食事を供給する施設）における栄養管理が規定されており，今後取り組みが充実すれ
ば，栄養管理の質が向上することが期待される．

B. 健康日本 21（第 2 次）の活動と評価

健康日本21では運動の周知も積極的に行われた（図5.6）．中間評価，最終評価
が行われ，それをふまえ，第2次が進行し目標設定後5年となる中間報告が
2018（平成30）年9月に公表された．中間評価をふまえ，目標を変更したものや，
今後の課題や対策が示された．なお，進捗を確認し，着実に推進することを目的
に「健康日本21（第二次）推進専門委員会」が設置されている．また，各種目標の
達成の分析評価を行うことを目的に，「健康日本21（第二次）分析評価事業」が行わ
れ，厚生労働省のHPに各都道府県の事業や，過去の資料データなどが公開され
ている．その他，国立保健医療科学院のHPや，厚生労働科学研究「健康日本21（第
二次）の推進に関する研究」のHPなどにおいても，公衆栄養活動の研究成果や活
用できる資料や事例などが公開されており，また事業推進のための担当者向け研
修会なども開かれ，推進者の育成も積極的に行われている（図5.7）．

5.3 特定健診・特定保健指導

特定健康診査（特定健診）・特定保健指導は，「高齢者の医療の確保に関する法律」
において，2008（平成20）年4月から医療保険者に義務付けられた健診と保健指
導である．医療の安心・信頼を確保するための「医療制度改革大綱」が2005（平
成17）年12月に決定されたことをふまえ，この特定健診・特定保健指導が実施さ
れることとなった．

特定健診は，生活習慣病，特に**メタボリックシンドローム**（内臓脂肪症候群）に着
目した健診内容で，該当者・予備群を早期に発見し，保健指導を行うことで生活
習慣改善に向けた動機づけを行い，生活習慣病の発症を抑制することを目的とし
ている（メタボ健診ともいう）．それまでの健診は，個別の疾患に対する早期発見・

表5.9 特定健診・特定保健指導の受診

対象者	特定健康診査（特定健診）	特定保健指導
被保険者（サラリーマン本人）	職場での健康診断，人間ドックで相当する検査を受けることで，特定健診を受けたことになる	健診結果により，加入医療保険の保険者から必要な者に特定保健指導の案内が届く
被保険者（サラリーマン本人）の扶養家族となっている配偶者など	加入医療保険の保険者が契約（委託）する医療機関など（実施機関）で受けることができる	
国民健康保険の被保険者	ほぼ従来の住民健診と同じ方法で受けることができる	

早期治療が目的となっていたため，その後の保健指導も高血圧，糖尿病，肝臓病などそれぞれの疾患に対する指導が中心となっていたが，特定健診後に実施する特定保健指導では，メタボリックシンドロームに着目した生活習慣の改善に対して重点を置くことになった．特定健診の受診対象は，40〜74歳までの被保険者・被扶養者となる（表5.9）．

特定健診・特定保健指導の実施は，**医療保険者**（健康保険組合や市町村など）自ら実施することもあれば，事業者へアウトソーシング（委託）することもある．これは，利用者の利便性や事業の効率化を考慮したものである．そのため，特定健診・特定保健指導プログラムの標準化を図り，実施を担当する医師，保健師，管理栄養士などが一定の水準で効果的に進められるようガイドライン「標準的な健診・保健指導プログラム【平成30年度版】」が2018（平成30）年に示されている．

複数の健診機関で実施された受診者のデータを一元的に管理するため，健診項目ごとに検査測定値が**標準化**され，また，質問項目も標準化されたものを使用している．このように，検査などを標準化することで保健指導，および受診勧奨の判定値の信頼性を確保できる．さらに，改善が必要な受診者から優先的に保健指導を実施することによる予防効果が期待できるなど，それ以前の健診・保健指導の実施内容と大きく変更された（表5.10）．

特定健診・特定保健指導はハイリスクアプローチであるが，メタボリックシンドロームという危険因子を周知するというポピュレーションアプローチも含んだ取り組みであり，また，これらのデータを自治体の健康増進計画に役立てることは健康日本21（第2次）の評価に重要である．

特定健診・特定保健指導の一連の流れは，①計画（P），②実施（D），③評価（C），④改善（A）のPDCAサイクルのプロセスを意識して展開される（図5.8）．計画では，集団全体の健康問題をデータから分析して優先的な課題を選択し，最も効果が期待できる課題について数値目標を立てる．次に，特定健診実施後の結果から特定保健指導の対象者を明確化し，効率的な保健指導を実施する．評価においては，特定保健指導を受けた対象者の改善程度や集団における生活習慣病有病者や予備群の減少が達成できたかなどを評価し，評価から得られた結果をもとに課題解決に向けた計画の修正・改善にあたる．

表 5.10　特定健診・特定保健指導の特徴

特徴①　医療保険者に特定健診・特定保健指導の実施を義務化

医療保険者とは，医療保険事業を運営するために加入者から保険料（税）を徴収したり，各種保険給付を行ったりする実施団体のことで，公的医療保険の健康保険証の発行機関．
・会社員などの健康保険の場合は「健康保険組合」または「全国健康保険協会（協会けんぽ）」
・自営業者・退職者などの国民健康保険の場合は「市町村」または「国民健康保険組合」
・公務員などの共済組合の場合は「共済組合」
医療保険者に義務付けられた特定健診の受診対象は，40歳〜74歳までの被保険者・被扶養者となる．なお，特定健診・特定保健指導にかかる費用は，法律上特段の定めがないため，各市町村でその徴収額は異なる．

特徴　②メタボリックシンドローム（内臓脂肪症候群）に着目

メタボリックシンドロームに着目したことから，一般的に「メタボ健診」と呼ばれることが多い．この概念を導入することにより，内臓脂肪の蓄積や体重増加が血圧，中性脂肪，血糖などを上昇させ，動脈硬化を引き起こすこと，またこのことが虚血性心疾患，脳血管疾患，腎不全などの生活習慣病の原因になることの理解を促す．
　→　生活習慣改善に向けた明確な動機づけ（内臓脂肪の蓄積や体重増加という自覚しやすい状態を改善することで生活習慣病の発症予防につながる）

特徴　③特定健診・特定保健指導の方法を標準化

特定健診後，特定保健指導の対象となる受診者を的確に選定し，効果的・効率的な指導を徹底するため，「標準的な健診・保健指導プログラム」がガイドラインとして示された．
・健診項目ごとの検査測定値の標準化
・質問項目の標準化
　→　生活習慣病リスク要因の数に応じて階層化し，効果的な特定保健指導を実施

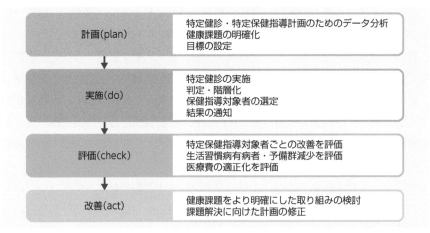

図 5.8　特定健診・特定保健指導の PDCA サイクル

医療保険者は，特定健診・特定保健指導を実施するにあたり，実施計画を立て，評価が義務付けられている＊．特定健診，特定保健指導の実施率は，2017（平成29）年度より，保険者機能の責任を明確にするため，全保険者約3400の個別結果が公表されることとなった（表5.11）．年々増加しているもののそれぞれの目標である70%，45%とは相当の開きがある．都道府県別の実施率も公表されている（図5.9）．また，受診者のうちメタボリックシンドローム該当者および予備群は2008（平成20）年で26.79%，2017（平成29）年度で26.10%であり，わずかに減少しているといえる．今後も，このような評価を長期的に実施していく必要がある．

＊　第 1 期（2008年度〜2012年度），第 2 期（2013年度〜2017年度）は 5 年間，第 3 期（2018年度〜2023年度）は 6 年間に変更された．

表 5.11　2017 年度特定健康診査・特定保健指導実施状況

（3373 保険者のうち特定健康診査対象数の多い上位 10 保険者別）2017 年度の全国平均の実施率は特定健診が53.1％，特定保健指導実施率は 19.5％である

保険者名	特定健康診査			特定保健指導		
	特定健康診査対象者数 A	特定健康診査受診者数 B	特定健康診査実施率 B/A	特定保健指導対象者数 C	特定保健指導終了者数 D	特定保健指導実施率 D/C
全国健康保険協会	16,714,880	8,234,434	49.30%	1,612,249	212,355	13.20%
公立学校共済組合	745,249	619,354	83.10%	109,163	29,751	27.30%
横浜市（国民健康保険）	514,986	112,891	21.90%	13,363	953	7.10%
大阪市（国民健康保険）	403,908	91,223	22.60%	11,386	679	6.00%
日本私立学校振興・共済事業団	403,416	264,316	65.50%	44,604	4,329	9.70%
名古屋市（国民健康保険）	317,158	98,421	31.00%	11,275	631	5.60%
札幌市（国民健康保険）	268,098	54,144	20.20%	16,328	559	3.40%
地方職員共済組合	255,500	216,117	84.60%	35,466	11,445	32.30%
日立健康保険組合	242,185	181,881	75.10%	36,555	1,125	3.10%
神戸市（国民健康保険）	230,664	77,254	33.50%	8,542	591	6.90%

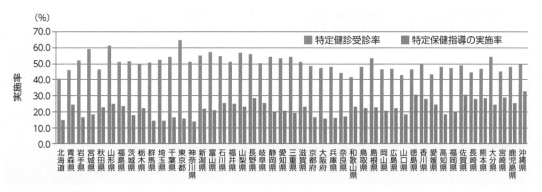

図 5.9　2016（平成28）年度の都道府県別の特定健診・特定保健指導の実施率

特定健康診査対象者数は都道府県別人口を基にした推計値．都道府県別の分類は保険者から報告された受診者および利用者の郵便番号により整理．

A.　特定健康診査

a.　具体的な健診項目

　特定健康診査（特定健診）の項目は，保健指導を必要とする人を的確に抽出することを目的とした内容となっており，「対象者全員が受ける基本的な健診」と「医師が必要と判断した場合に選択的に受ける詳細な健診」がある．さらに，「標準的な質問票」による質問項目が定められている．

（1）基本的な健診の項目（表5.12）　　血糖検査については，ヘモグロビン A1c（HbA1c）検査は，過去 1 〜 3 か月の血糖値を反映した血糖値の指標であり，保健指導を行ううえでは有効である．そのため，空腹時血糖と HbA1c 検査の両者を実施することが望ましいとされているが，空腹時血糖と HbA1c の両方を測定している場合には，メタボリックシンドロームの診断基準として用いられている空

診察		質問項目（問診）	◎		代謝系	空腹時血糖	○
	計測	身長	◎			HbA1c	○
		体重	◎			随時血糖	○
		BMI	◎			尿糖（半定量）	◎
		腹囲（ウエスト周囲径）	◎		血液一般	ヘマトクリット値	△
	理学的所見（身体診察）		◎			血色素量	△
	血圧		◎			赤血球数	△
血清脂質	中性脂肪		◎		尿, 腎機能	尿タンパク（半定量）	◎
	HDL-コレステロール		◎		心電図		△
	LDL-コレステロール		◎		眼底検査		△
肝機能	AST（GOT）		◎		血清クレアチニン（eGFR）		△
	ALT（GPT）		◎				
	γ-GT（γ-GTP）		◎				

表5.12 特定健診の健診項目
基本的な健診項目（◎必須項目，○いずれかの項目の実施でも可）と詳細な健診項目（△医師の判断に基づき選択的に実施する項目）

腹時血糖を使用することとなっている.

(2) 詳細な健診の項目　生活習慣病の重症化の進展を早期に確認するため，心電図検査，眼底検査，貧血検査(ヘマトクリット値，血色素量[ヘモグロビン値]，赤血球数)のうち，一定の基準の下，医師の判断に基づき選択的に実施する.

(3) その他の健診項目　基本的な健診の項目以外に，法令や制度の趣旨・目的，集団の健康課題などをふまえて実施する. なかでも，血清尿酸，血清クレアチニン検査などについては，実施することが望ましい.

b. 質問項目

「基本的な健診の項目」の中の質問項目を含め，標準的な質問票が示されている（表5.13）. 特定保健指導の選定・階層化に必要とされる服薬状況，既往歴・現病歴，喫煙習慣は必須項目である.

B. 特定保健指導

　医師，保健師，管理栄養士が積極的に介入し，確実に**行動変容**を促す. その結果，対象者が健診結果から自身の身体状況を理解し，生活習慣改善の必要性を認識し，代謝などの身体のメカニズムと生活習慣(食生活や運動習慣，喫煙習慣，飲酒習慣など)との関係を理解することを目指す. そして対象者自ら生活習慣の改善を選択し，さらにその結果が健診データの改善に結びつくように支援することが重要である(図5.10).

a. 対象者の選定・階層化

　内臓脂肪の蓄積によって，高血糖，脂質異常，高血圧などの症状がいくつも重なるほど虚血性心疾患などの発症リスクは増加する. そのため，特定保健指導対象者の選定は，内臓脂肪の蓄積とリスク要因の数によって**保健指導レベル**を決定

	質　問　項　目	回　答
1-3	現在，aからcの薬の使用の有無　※医師の診断・治療のもとで服薬中	
1	a. 血圧を下げる薬	①はい　②いいえ
2	b. 血糖を下げる薬またはインスリン注射	①はい　②いいえ
3	c. コレステロールや中性脂肪を下げる薬	①はい　②いいえ
4	医師から，脳卒中（脳出血，脳梗塞など）にかかっているといわれたり，治療を受けている	①はい　②いいえ
5	医師から，心臓病（狭心症，心筋梗塞など）にかかっているといわれたり，治療を受けている	①はい　②いいえ
6	医師から，慢性の腎不全にかかっているといわれたり，治療（人工透析）を受けたことがある	①はい　②いいえ
7	医師から，貧血といわれたことがある	①はい　②いいえ
8	現在，タバコを習慣的に吸っている（※「現在，習慣的に喫煙している者」とは「合計100本以上，または6か月以上吸っている者」であり，最近1か月間も吸っている者）	①はい　②いいえ
9	20歳の時の体重から10 kg以上増加している	①はい　②いいえ
10	1回30分以上の軽く汗をかく運動を週2日以上，1年以上実施	①はい　②いいえ
11	日常生活において歩行または同等の身体活動を1日1時間以上実施	①はい　②いいえ
12	ほぼ同じ年齢の同性と比較して歩く速度が速い	①はい　②いいえ
13	食事をかんで食べる時の状態はどれにあてはまりますか	①何でもかんで食べることができる ②歯や歯ぐき，かみあわせなど気になる部分があり，かみにくいことがある ③ほとんどかめない
14	人と比較して食べる速度が速い	①速い　②ふつう　③遅い
15	就寝前の2時間以内に夕食を取ることが週に3回以上ある	①はい　②いいえ
16	朝昼夕の3食以外に間食や甘い飲み物を摂取している	①毎日　②時々　③ほとんど摂取しない
17	朝食を抜くことが週に3回以上ある	①はい　②いいえ
18	お酒（日本酒，焼酎，ビール，洋酒など）を飲む頻度	①毎日　②時々　③ほとんど飲まない
19	飲酒日の1日あたりの飲酒量 日本酒1合（180 mL）の目安：ビール500 mL，焼酎25度（110 mL），ウイスキーダブル1杯（60 mL），ワイン2杯（240 mL）	①1合未満 ②1〜2合未満 ③2〜3合未満 ④3合以上
20	睡眠で休養が十分とれている	①はい　②いいえ
21	運動や食生活などの生活習慣を改善してみようと思いますか	①改善するつもりはない ②改善するつもりである（概ね6か月以内） ③近いうちに（概ね1か月以内）に改善するつもりであり，少しずつ始めている ④既に改善に取り組んでいる（6か月未満） ⑤既に改善に取り組んでいる（6か月以上）
22	生活習慣の改善について保健指導を受ける機会があれば，利用しますか	①はい　②いいえ

表5.13　標準的な質問票
[標準的な健診・保健指導プログラム（平成30年度版），厚生労働省]

する（表5.14）．

　具体的には，表5.15のステップに従って判定を行う．はじめに，腹囲とBMIで内臓脂肪蓄積のリスクを判定し，次に血糖，血清脂質，血圧，喫煙習慣によりリスク要因をカウントする．この結果から，**積極的支援レベル**，**動機づけ支援レ**

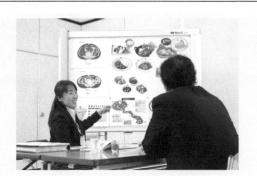

図 5.10 特定保健指導の様子

［写真提供：公益財団法人中国労働衛生協会］

表 5.14 特定保健指導の対象者（階層化）

喫煙歴の斜線欄は，階層化の判定が喫煙歴の有無に関係ないことを意味する.

腹囲	追加リスク			④喫煙歴	対象	
	①血糖	②血清脂質	③血圧		40～64歳	65～74歳
≧85 cm（男性） ≧90 cm（女性）	2つ以上該当				積極的支援	動機づけ支援
	1つ該当			あり		
				なし		
上記以外で BMI ≧ 25	3つ該当				積極的支援	動機づけ支援
	2つ該当			あり		
				なし		
	1つ該当					

ベル，情報提供レベルに階層化する．なお，ステップ4に示されているとおり，年齢や服薬の状況によってこの保健指導レベルの階層化の設定は異なる.

b. 特定保健指導の計画，実施，評価

　保健指導の効果を明確に示すため，特定保健指導もPDCAサイクルのプロセスに従って展開していく．アウトソーシングする場合は，委託先にもこの内容を明示しておく必要がある.

　特定保健指導の実施にあたり，特にどのような人に優先して実施すべきか，また集団の特性や健康問題に応じて計画を作成する.

　階層化により決定された積極的支援レベル，動機づけ支援レベルの対象者に対し特定保健指導（初回面接）を実施する（図5.11）．なお，情報提供レベルの対象者に対しては，健診結果から自らの身体状況を認識するとともに，生活習慣を見直すきっかけとなる支援をする．また，継続的に健診を受診する必要性を認識してもらう．こうした情報提供は，健診受診者全員に対して実施するものとし，医療機関への受診や継続治療が必要な対象者に対しては，受診や服薬の重要性を認識してもらうよう支援をする.

　保健指導実施後は，対象者ごとに設定した目標に対する改善の程度を評価し，PDCAサイクルを継続していく.

表 5.15　保健指導対象者の選定と階層化

【ステップ 1】腹囲（ウエスト周囲径）と BMI で内臓脂肪蓄積のリスクを判定する
・腹囲　男性 ≧ 85 cm，女性 ≧ 90 cm　　　　　　　　　　　　　　　→（1） ・腹囲　男性女性 < 85 cm，女性 < 90 cm かつ BMI ≧ 25　　　　　→（2）

【ステップ 2】検査結果，質問票より追加リスクをカウントする
1 から 3 は内臓脂肪症候群（メタボリックシンドローム）の判定項目，4 はその他の関連リスクとし，4 の喫煙歴については 1 から 3 のリスクが 1 つ以上場合にのみをカウントする
1．血糖　　　a）空腹時血糖 100 mg/dL 以上または 　　　　　　b）HbA1c の場合 5.6%以上または 　　　　　　c）薬剤治療を受けている場合（質問票より）
2．血清脂質　a）中性脂肪 150 mg/dL 以上または 　　　　　　b）HDL コレステロール 40 mg/dL 未満または 　　　　　　c）薬剤治療を受けている場合（質問票より）
3．血圧　　　a）収縮期 130 mmHg 以上または 　　　　　　b）拡張期 85 mmHg 以上または 　　　　　　c）薬剤治療を受けている場合（質問票より）
4．喫煙歴あり（質問票より）

【ステップ 3】ステップ 1，2 から保健指導レベルをグループ分け
（1）の場合 1 から 4 のリスクのうち　　追加リスクが 2 以上の対象者は積極的支援レベル 　　　　　　　　　　　　　　　1 の対象者は動機づけ支援レベル 　　　　　　　　　　　　　　　0 の対象者は情報提供レベル
（2）の場合 1 から 4 のリスクのうち　　追加リスクが 3 以上の対象者は積極的支援レベル 　　　　　　　　　　　　　　　1 または 2 の対象者は動機づけ支援レベル 　　　　　　　　　　　　　　　0 の対象者は情報提供レベル

【ステップ 4】
▶　前期高齢者（65 歳以上 75 歳未満）については，1．予防効果が多く期待できる 65 歳までに，特定保健指導が既に行われてきていると考えられること，2．日常生活動作能力，運動機能などをふまえ，QOL（quality of life）の低下に配慮した生活習慣の改善が重要であることなどの理由から，積極的支援の対象となった場合でも動機づけ支援とする
▶　血圧降下剤などを服薬中の者（質問票などにおいて把握）については，継続的に医療機関を受診しており，栄養，運動などを含めた必要な保健指導については，医療機関において継続的な医学的管理の一環として行われることが適当であるため，医療保険者による特定保健指導の対象としない
▶　市町村の一般衛生部門においては，主治医の依頼または，了解の下に，医療保険者と連携し，健診データ・レセプトデータなどに基づき，必要に応じて，服薬中の者に対する保健指導などを行うべきである
▶　医療機関においては，生活習慣病指導管理料，管理栄養士による外来栄養食事指導料，集団栄養食事指導料などを活用することが望ましい．なお，特定保健指導とは別に，医療保険者が，生活習慣病の有病者・予備群を減少させるために，必要と判断した場合には主治医の依頼または了解の下に，保健指導などを行うことができる

（1）「積極的支援レベル」への特定保健指導　　生活習慣の改善が必要な対象者で，専門職による継続的できめ細やかな支援が必要である．3 か月以上定期的・継続的に支援（介入）し，対象者が自らの生活習慣を振り返り，行動目標を設定し，目標達成に向けた実践（行動）に取り組みながら，その生活が継続できることを目

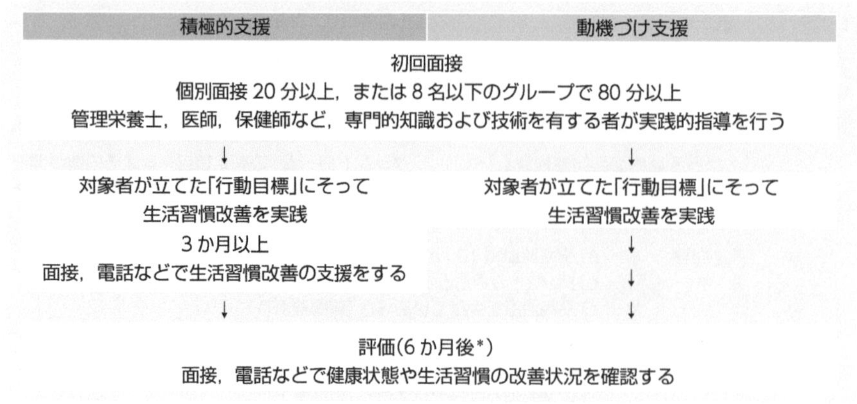

図 5.11　積極的支援・
動機づけ支援の流れ
＊第 3 期から 3 か月
後でも可

積極的支援	動機づけ支援

初回面接
個別面接 20 分以上，または 8 名以下のグループで 80 分以上
管理栄養士，医師，保健師など，専門的知識および技術を有する者が実践的指導を行う

↓

対象者が立てた「行動目標」にそって 生活習慣改善を実践 3 か月以上 面接，電話などで生活習慣改善の支援をする	対象者が立てた「行動目標」にそって 生活習慣改善を実践

評価（6 か月後＊）
面接，電話などで健康状態や生活習慣の改善状況を確認する

指す．

(2)「動機づけ支援レベル」への特定保健指導　　生活習慣の改善が必要と判断された対象者で，生活習慣を改善するにあたり意思決定の支援を必要とする．原則 1 回の支援とし，対象者が自分自身の生活習慣の改善点に気づき，自ら目標を設定し行動に移すことができる内容とする．

c.　特定保健指導に必要とされる技術

　保健指導を行うための技術には，健診データ，レセプトデータやその変化などから合併症などのリスクを適切に判断し，生活習慣との関連を説明する能力，必要な情報（ライフスタイル，価値観，行動変容のステージ（準備状態）など）を収集するためのコミュニケーション技術，それに基づき支援方策を判断する技術，そして対象者が自らの生活行動の課題に気づき自らの行動目標を決定することを支援する技術などがある．具体的には，カウンセリング技術，アセスメント技術，コーチング技術，ティーチング技術，自己効力感を高める支援技術，グループワークを支援する技術などがある．これらの技術は，行動変容などに関するさまざまなモデルや理論から導き出されたものであり，栄養士や管理栄養士など保健指導実施者には，その理解と実践に活かす力が求められる．

5.4　健康・栄養指導の指針やガイドライン

　栄養士，管理栄養士の活動に必要な指針やガイドラインは，厚生労働省をはじめ，各機関からさまざまなものが示されており，随時更新（改定）されている．
　ここでは特に公衆栄養活動に必要なものを取り上げる（表5.16）．

年	健康施策と法の動き	食生活指針関連	身体活動基準関連	その他の指針など
1978 (昭和53)	第1次国民健康づくり運動			
1985 (昭和60)		「健康づくりのための食生活指針」 (厚生省)		
1988 (昭和63)	第2次国民健康づくり運動			
1989 (平成元)			「健康づくりのための運動所要量」	
1990 (平成2)		対象特性別食生活指針 (厚生省) 「成人病予防のための食生活指針」 「女性 (母性を含む) のための食生活指針」 「成長期のための食生活指針」 「高齢者のための食生活指針」		
1993 (平成5)			「健康づくりのための運動指針」	
2000 (平成12)	第3次国民健康づくり運動 (健康日本21)	「食生活指針」(文部省, 厚生省, 農林水産省)		
2003 (平成15)	健康増進法施行			「健康づくりのための睡眠指針～快適な睡眠のための7箇条～」
2005 (平成17)	食育基本法施行 栄養教諭制度開始	食生活指針を実践するための「食事バランスガイド」策定 (厚生労働省, 農林水産省)		
2006 (平成18)		「妊産婦のための食生活指針」(厚生労働省)	「健康づくりのための運動基準2006」「健康づくりのための運動指針2006＜エクササイズガイド2006＞」	
2012 (平成24)				「食育ガイド」(内閣府)
2013 (平成25)	第4次国民健康づくり運動 (健康日本21 (第2次))		「健康づくりのための身体活動基準2013」「健康づくりのための身体活動指針 (アクティブガイド)」	
2014 (平成26)				「健康づくりのための睡眠指針2014」
2016 (平成28)		「食生活指針」(一部改正)		
2019 (令和元)	成育基本法*施行			
2021 (令和3)		「妊娠前からはじめる妊産婦のための食生活指針」(厚生労働省)		

表5.16 健康施策と各指針の変遷

＊成育過程にある者及びその保護者並びに妊産婦に対し必要な成育医療等を切れ目なく提供するための施策の総合的な推進に関する法律

A. 食生活指針

　食生活指針は，文部 (科学) 省，厚生 (労働) 省および農林水産省の3省が連携し，国民の一人ひとりが食生活改善に取り組めるよう具体的内容を定めた指針である．2000 (平成12) 年に策定され，その後，食生活に関する幅広い分野での動き

食生活指針 10 項目		実践のために取り組むべき具体的内容
1	食事を楽しみましょう	◇毎日の食事で，健康寿命をのばしましょう ◇おいしい食事を，味わいながらゆっくりよく噛んで食べましょう ◇家族の団らんや人との交流を大切に，また，食事づくりに参加しましょう
2	1 日の食事のリズムから，健やかな生活リズムを	◇朝食で，いきいきした 1 日を始めましょう ◇夜食や間食はとりすぎないようにしましょう ◇飲酒はほどほどにしましょう
3	適度な運動とバランスのよい食事で，適正体重の維持を	◇普段から体重を量り，食事量に気を付けましょう ◇普段から意識して身体を動かすようにしましょう ◇無理な減量はやめましょう ◇特に若年女性のやせ，高齢者の低栄養にも気をつけましょう
4	主食，主菜，副菜を基本に，食事のバランスを	◇多様な食品を組み合わせましょう ◇調理方法が偏らないようにしましょう ◇手作りと外食や加工食品・調理食品を上手に組み合わせましょう
5	ごはんなどの穀類をしっかりと	◇穀類を毎食とって，糖質からのエネルギー摂取を適正に保ちましょう ◇日本の気候・風土に適している米などの穀類を利用しましょう
6	野菜・果物，牛乳・乳製品，豆類，魚なども組み合わせて	◇たっぷり野菜と毎日の果物で，ビタミン，ミネラル，食物繊維をとりましょう ◇牛乳・乳製品，緑黄色野菜，豆類，小魚などで，カルシウムを十分にとりましょう
7	食塩は控えめに，脂肪は質と量を考えて	◇食塩の多い食品や料理を控えめにしましょう．食塩摂取量の目標値は，男性で 1 日 8 g 未満，女性で 7 g 未満とされています ◇動物，植物，魚由来の脂肪をバランスよくとりましょう ◇栄養成分表示を見て，食品や外食を選ぶ習慣を身につけましょう
8	日本の食文化や地域の産物を活かし，郷土の味の継承を	◇「和食」をはじめとした日本の食文化を大切にして，日々の食生活に活かしましょう ◇地域の産物や旬の素材を使うとともに，行事食を取り入れながら，自然の恵みや四季の変化を楽しみましょう ◇食材に関する知識や調理技術を身につけましょう ◇地域や家庭で受け継がれてきた料理や作法を伝えていきましょう
9	食料資源を大切に，無駄や廃棄の少ない食生活を	◇まだ食べられるのに廃棄されている食品ロスを減らしましょう ◇調理や保存を上手にして，食べ残しのない適量を心がけましょう ◇賞味期限や消費期限を考えて利用しましょう
10	「食」に関する理解を深め，食生活を見直してみましょう	◇子供のころから，食生活を大切にしましょう ◇家庭や学校，地域で，食品の安全性を含めた「食」に関する知識や理解を深め，望ましい習慣を身につけましょう ◇家族や仲間と，食生活を考えたり，話し合ったりしてみましょう ◇自分たちの健康目標をつくり，よりよい食生活目指しましょう

表 5.17　食生活指針
[平成 12 年文部省，厚生省，農林水産省策定の一部改正 (2016)]

をふまえ，2016 (平成28) 年に一部改正された．10 項目からなり，生活習慣病の一次予防や重症化予防，高齢期の低栄養の予防など，望ましい食生活を具体的に実践していく手だての一つとして示されている．また，この指針の特徴として，健康に加え，食料生産・流通，環境，食文化へと幅広く食生活全体を視野に入れていることが挙げられる (表5.17)．各項目には次のような位置づけがある．

「食事を楽しみましょう」と「1 日の食事のリズムから，健やかな生活リズムを」は，生活の質 (QOL) の向上に食生活が大きな役割を果たすことを強調している．「主食，主菜，副菜を基本に，食事のバランスを」は，食べ物の組み合わせについて階層的に分類した中で料理レベルでのポイントを提示している．「ごはんなどの穀類をしっかり」と「野菜・果物，牛乳・乳製品，豆類，魚なども組み合わせて」

は，食べ物の組み合わせについて階層的分類した中で**食材**（食品）**レベル**でのポイントを提示している．「食塩や脂肪は控えめに」は，栄養素レベルでの重要なポイントを提示している．「適正体重を知り，日々の活動に見合った食事量を」は，食事と**身体活動**（運動）との関連を提示している．「食文化や地域の産物を活かし，ときには新しい料理も」は食料の安定供給や**食文化**の重要性を提示している．「調理や保存を上手にして無駄や廃棄を少なく」は**食料資源**や環境問題への配慮である．「自分の食生活を見直してみましょう」は，自身の食生活を見直し，自分なりの健康目標を立てて実践していく中で，質の高い食生活の実現を提案している．

　この食生活指針を実践するためのツールとして開発されたのが**食事バランスガイド**である．これは，厚生労働省と農林水産省が2005（平成17）年に策定したもので，「何を」「どれだけ」食べたらよいか具体的に示したものである．

B. 食事バランスガイド

　食事バランスガイドは，健康を維持するために，1日に「何を」，「どれだけ」食べたらよいかを考えるため，食事の望ましい組み合わせとおおよその量をイラストでわかりやすく示したものである（図5.12）．厚生労働省と農林水産省が2005（平成17）年の6月に決定したもので，健康で豊かな食生活の実現を目的に策定された「食生活指針」を具体的に行動に結びつけるツールとしている．

　食事バランスガイドのイラストは，「コマ」をイメージして描かれており，バランスが悪いと倒れてしまうことに加え，コマの軸として水分を描き，食事の中では欠かせないものであることを強調している．また，運動することでコマが安定して回転することを連想させ，コマヒモには菓子・嗜好飲料が「楽しく適度に」とのメッセージとともに描かれている．

　食事バランスガイドの「何を」は，1日に5つの料理グループとして，イラスト

図5.12　食事バランスガイド

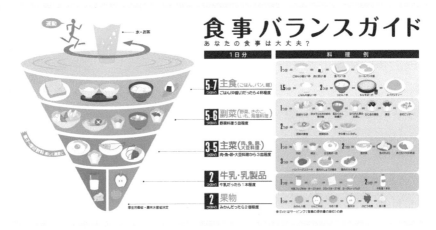

表 5.18　食事バランスガイドの見方

グループなど	イラスト	供給源となる栄養素など	食品・料理	1SV（つ）の基準
主食	コマの最上部	炭水化物などの供給源	ごはん，パン，麺，パスタなどを主原料とする料理	主材料に由来する炭水化物量 40 g
副菜	コマの2番目	ビタミン，ミネラル，食物繊維などの供給源	野菜，いも，豆類（大豆を除く），きのこ，海藻などを主原料とする料理	主材料の重量 70 g
主菜	コマの3番目	タンパク質などの供給源	肉，魚，大豆，大豆製品などを主原料とする料理	タンパク質 6 g
牛乳・乳製品	コマの最下部	カルシウムの供給源	牛乳，ヨーグルト，チーズなど	カルシウム量 100 mg
果物	コマの最下部	ビタミンC，カリウムなどの供給源	リンゴ，ミカンなどの果物類	主材料の重量 100 g
菓子・嗜好飲料	コマのヒモ	1 日 200 kcal までの摂取を目安		
水・お茶	コマの軸	食事の中で欠かせないものであり，料理，飲料として食事や食間などに十分量をとる必要がある		
運動	走っている人	「コマが回転する」＝「運動する」ことによってコマが安定するため，適度な運動習慣を身につける		

にあるコマの上部から，十分な摂取が望まれる主食，続いて副菜，主菜と続き，イラスト下部の牛乳・乳製品，果物は同程度の摂取ということで並列に表されている．「どれだけ」はその区分ごとに「つ（SV:サービング）」という単位を用いて，1つ，2つと分かりやすく数えられるように設定されている（表5.18）．

　教育の現場で使用されている**3色食品群**や**六つの基礎食品**は，食品（食材）の単位によるものであるが，食事バランスガイドは日常食べる状態の料理で表しているところが大きな特徴でもある．栄養士・管理栄養士にとって栄養価の数値を使用するのは難しいことではないが，一般の人にとっては判断しにくいものである．食事バランスガイドのように，比較的簡単に理解できる料理グループにすることで，日常生活で活用できるよう設定されている．

　図5.12に示された1日分の料理は，2,200 ± 200 kcalの場合を想定したサービング数の例である．成人を対象としており，ほとんどの女性，身体活動の低い男性がここに含まれる基本形である．1日に食べる適量は，**性別**，**年齢**，**活動量**によって異なる．

　第2次食育推進基本計画の目標指標別分析シートによると，栄養バランスなどに配慮した食生活を送っている国民の割合を増やすという目標項目があるが，その中で参考にしている指針として，食事バランスガイドが40.9%，3色分類が34.4%となっている．

C.　健康づくりのための身体活動基準 2013

　健康づくりのための身体活動基準2013は，ライフステージに応じた健康づく

りのための身体活動(生活活動・運動)を推進し，健康日本21（第2次）の目標を達成できるように考えられた基準である（表5.19）．「健康づくりのための運動基準2006」から6年以上が経過し，新たな科学的知見が蓄積されてきたため，また日本人の歩数の減少などの指摘から，身体活動・運動の重要性をさらに普及啓発するために改定された．合わせて，旧指針である「健康づくりのための運動指針2006～生活習慣病予防のために～＜エクササイズガイド2006＞」も健康づくりのための身体活動指針（アクティブガイド）として改定された．日常の身体活動量を増やすことで生活習慣病の発症予防やロコモティブシンドロームのリスク低下を目指す．これらを用いた栄養指導・教育の際，エネルギー摂取とエネルギー消費はセットで理解しておく必要がある（図5.13）．

運動強度の単位として**メッツ**が用いられており，安静時（横になったり座って楽にしている状態）を1とした時と比較し，何倍のエネルギーを消費するかで活動の強度を示している．健康づくりのための身体活動基準2013では，3メッツ以上の強度の身体活動と運動が示されており，それぞれおおまかに，身体活動は「歩行またはそれと同等以上」，運動は「息が弾み汗をかく程度」とされている（表5.20）．

なお，アクティブガイドでは，10分多くからだを動かすことを呼び掛けている．

表5.19　健康づくりのための身体活動基準2013

血糖・血圧・脂質に関する状況		身体活動（生活活動・運動）*1		運動		（うち全身持久力）体力
健診結果が基準範囲内の者	65歳以上	強度を問わず，身体活動を毎日40分（＝10メッツ・時/週）	（たとえば10分多く歩く）*4 今より少しでも増やす	──	（30分以上・週2日以上）*4 運動習慣をもつようにする	性・年代別に示した強度での運動を約3分間継続可能
	18～64歳	3メッツ以上の強度の身体活動を毎日60分*2（＝23メッツ・時/週）		3メッツ以上の強度の運動を毎週60分*3（＝4メッツ・時/週）		
	18歳未満	──		──		──
血糖・血圧・血清脂質のいずれかが保健指導レベルの者		医療機関にかかっておらず，「身体活動のリスクに関するスクリーニングシート」でリスクがないことを確認できれば，対象者が運動開始前・実施中に自ら体調確認ができるよう支援したうえで，保健指導の一環としての運動指導を積極的に行う				
リスク重複者またはすぐ受診を要する者		生活習慣病患者が積極的に運動をする際には，安全面での配慮がより特に重要になるので，まずかかりつけの医師に相談する				

* 1　「身体活動」は，「生活活動」と「運動」に分けられる．このうち，生活活動とは，日常生活における労働，家事，通勤・通学などの身体活動をさす．また，運動とは，スポーツなどの，特に体力の維持・向上を目的として計画的・意図的に実施し，継続性のある身体活動をさす．
* 2　「3メッツ以上の強度の身体活動」とは，歩行またはそれと同等以上の身体活動．
* 3　「3メッツ以上の強度の運動」とは，息が弾み汗をかく程度の運動．
* 4　年齢別の基準とは別に，世代共通の方向性として示したもの．

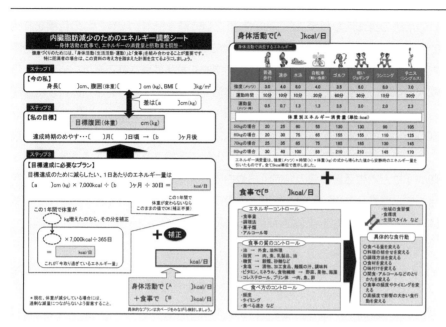

図 5.13　身体活動と食事を考えるシート
［運動基準・運動指針の改定に関する検討会報告書, p.57, p.58 (2013)］

演習 5-1　「健康増進法」のおもな内容についてまとめよ.

演習 5-2　「食品表示法」のポイントをまとめよ.

演習 5-3　健康日本 21（第 2 次）の目標項目と中間評価を挙げよ.

表 5.20　3 メッツ以上の身体活動の例	

メッツ	3 メッツ以上の生活活動の例
3.0	普通歩行（犬を連れて），電動アシスト付き自転車に乗る，子どもの世話（立位），台所の手伝い，大工仕事，ギター演奏（立位）
3.3	カーペット掃き，フロア掃き，掃除機，配線工事，身体の動きを伴うスポーツ観戦
3.5	歩行（ほどほどの速さ），楽に自転車に乗る，階段を下りる，軽い荷物運び，モップがけ，風呂掃除，庭の草むしり，子どもと遊ぶ（中強度），車椅子を押す，釣り，スクーター・オートバイの運転
4.0	自転車に乗る（通勤），階段を上る（ゆっくり），動物と遊ぶ（中強度），高齢者や障がい者の介護，屋根の雪下ろし
4.3	やや速歩（平地，やや速めに＝93 m／分），苗木の植栽，農作業（家畜に餌を与える）
4.5	耕作，家の修繕
5.0	かなり速歩（平地，速く＝107 m／分），動物と遊ぶ（歩く／走る，活発に）
5.5	シャベルで土や泥をすくう
5.8	子どもと遊ぶ（歩く／走る，活発に），家具・家財道具の移動・運搬
6.0	スコップで雪かきをする
7.8	農作業（干し草をまとめる，納屋の掃除）
8.0	重い荷物の運搬
8.3	荷物を上の階へ運ぶ
8.8	階段を速く上る

メッツ	3 メッツ以上の運動例
3.0	ボウリング，バレーボール，社交ダンス（ワルツ，サンバ，タンゴ），ピラティス，太極拳
3.5	自転車エルゴメーター（30〜50 ワット），自体重を使った軽い筋力トレーニング，体操（家で，軽・中等度），ゴルフ（手引きカートを使って），カヌー
4.0	卓球，パワーヨガ，ラジオ体操第 1
4.3	やや速歩（平地，やや速めに＝93 m／分），ゴルフ（クラブを担いで運ぶ）
4.5	テニス（ダブルス）試合，水中歩行（中等度），ラジオ体操第 2
5.0	かなり速歩（平地，速く＝107 m／分），野球，ソフトボール，サーフィン，バレエ（モダン，ジャズ）
5.3	水泳（ゆっくりとした平泳ぎ），スキー，アクアビクス
5.5	バドミントン
6.0	ゆっくりとしたジョギング，ウェイトトレーニング（高強度，パワーリフティング，ボディビル），バスケットボール，水泳（のんびり泳ぐ）
6.5	山を登る（0〜4.1 kg の荷物を持って）
6.8	自転車エルゴメーター（90〜100 ワット）
7.0	ジョギング，サッカー，スキー，スケート，ハンドボールの試合
7.3	エアロビクス，テニス（シングルス）試合，山を登る（約 4.5〜9.0 kg の荷物を持って）
8.0	サイクリング（約 20 km／時）
8.3	ランニング（134 m／分），水泳（クロール，ふつうの速さ，46 m／分未満），ラグビーの試合
10.3	武道・武術（柔道，柔術，空手，キックボクシング，テコンドー）
11.0	ランニング（188 m／分），自転車エルゴメーター（161〜200 ワット）

6. 諸外国の健康・栄養政策

世界保健機関(World Health Organization：WHO)は，国際連合の専門機関であり，1948（昭和23）年に設立された．WHO憲章の前文では「健康」について次のように定義されている．

> Health is a state of complete physical, mental and social well-being and not merely the absence of disease or infirmity.
>
> 健康とは，病気でないとか，弱っていないということではなく，肉体的にも，精神的にも，そして社会的にも，すべてが満たされた状態にあることをいう．（日本WHO協会訳）

WHOでは毎年4月7日を世界保健デーとして定め，世界的に重要で，課題性のある健康に関する事項について，関心を高め，対策行動への契機とするテーマを発信している（表6.1）．WHOの活動方針などは，加盟各国政府代表によるWHO総会で決定され運営されている．WHOが示す健康に関する基準や指針は，各国の政府を通じてその実情にあわせて政策に反映され，行政機関により実行されていく形となっている．病気撲滅のための研究，適正な医療・医薬品の普及だ

2013年	Control your blood pressure : control your life 「血圧管理の重要性：心臓疾患・脳卒中のリスクを減らそう」
2014年	Vector-born diseases : small bite, big threat 「節足動物が媒介する感染症から身を守ろう」
2015年	Food safety : How safe is your food? 「食品安全：あなたの食べものはどれくらい安全ですか？」
2016年	Diabetes「糖尿病」
2017年	Depression : Let's talk 「うつ病：一緒に話そう」
2018年	Universal Health Coverage : everyone, everywhere 【ユニバーサル・ヘルス・カバレッジ：誰もがどこでも保健医療を受けられる社会に】
2019年	「すべての人に健康を」(Health for All)

表6.1　近年の世界保健デーのテーマ
「　」内は，日本での世界保健デー啓発のために，厚生労働省が発表した日本語スローガン．

MDG1 目標1：極度の貧困と飢餓の撲滅	1日1.25ドル未満で生活する人口の割合を半減させる 飢餓に苦しむ人口の割合を半減させる
MDG2 目標2：初等教育の完全普及の達成	すべての子どもが男女の区別なく初等教育の全課程を修了できるようにする
MDG3 目標3：ジェンダー平等推進と女性の地位向上	すべての教育レベルにおける男女格差を解消する
MDG4 目標4：乳幼児死亡率の削減	5歳未満児の死亡率を3分の1に削減する
MDG5 目標5：妊産婦の健康の改善	妊産婦の死亡率を4分の1に削減する
MDG6 目標6：HIV／エイズ，マラリア，その他の疾病の蔓延の防止	HIV／エイズの蔓延を阻止し，その後減少させる
MDG7 目標7：環境の持続可能性確保	安全な飲料水と衛生施設を利用できない人口の割合を半減させる
MDG8 目標8：開発のためのグローバルなパートナーシップの推進	民間部門と協力し，情報・通信分野の新技術による利益が得られるようにする

表6.2　ミレニアム開発目標（MDGs）とおもなターゲット

けでなく，ベーシック・ヒューマン・ニーズ（BHN）の達成や健康的なライフスタイルの推進にも力を入れている．

　2000（平成12）年に採択された国連ミレニアム宣言を基に，国際社会共通の目標として**ミレニアム開発目標**（Millennium Development Goals：MDGs）がまとめられた（表6.2）．MDGsは，極度の貧困と飢餓の撲滅など，2015年までに達成すべき8つの目標を掲げ，一定の成果をあげた．たとえば，極度の貧困と飢餓の撲滅では低体重の5歳未満児の割合，エネルギー消費が必要最低限のレベル未満の人口の割合といった指標を掲げており，国連ミレニアム開発目標報告書2015によると，開発途上地域における栄養不良人口の割合はほぼ半減（1990～92年：

図6.1　持続可能な開発のための目標（SDGs）

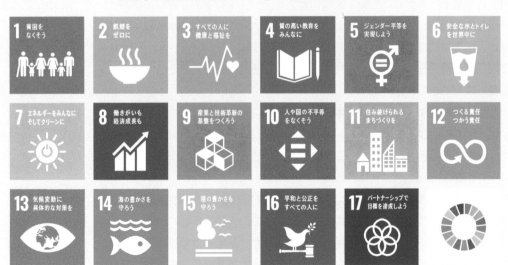

23.3%→2014～16年：12.9%）している．ただし，今なお約8億人（世界人口の9人に1人）が栄養不良状態であり，さらなる努力が必要としている．

その内容は後継となる**持続可能な開発のための2030アジェンダ**に引きつがれている．2030アジェンダは，人間と地球の繁栄のための行動計画であり，17の**持続可能な開発のための目標**（ＳＤＧｓ）を掲げている（図6.1）．国連に加盟するすべての国は，2015～30年までに，貧困や飢餓，エネルギー，気候変動，平和的社会など，持続可能な開発のための目標を達成すべく活動している．

6.1 世界の健康・栄養問題の現状と課題

A. 諸外国の栄養・健康問題

2018年，**国連食糧農業機関**（FAO）は，世界の飢餓人口は8億2,000万人と報告している．一方，肥満（BMI≧30）人口は，ワシントン大学健康指標評価研究所（IHME）の「世界肥満実態（GBD）調査」によれば，2015年，約7億1,200万人であったと報告されている．

飢餓に苦しむ人々の大半は開発途上国に住んでいるが，先進国でも約1,600万人が栄養不足である．また，肥満や過体重（BMI≧25）について，世界的に1980年代から増えはじめたが，先進国では2006年以降，抑制される傾向にあるといわれている．しかし，開発途上国では，今後も増え続ける可能性がある．

つまり，世界は今，慢性栄養失調および微量栄養素不足を伴う飢餓（栄養不足）と，肥満，過体重に関連する**非感染性疾患**（non-communicable diseases：NCDs）という**栄養の二重苦**（double burden malnutrition）に直面している（図6.2, 図6.3）．それは，開発途上国では飢餓，先進国では肥満，という問題に2分することはできない．同じ国内で，飢餓と肥満の問題が共存しており，各国において，その両面の対策が必要となってきている．

a. 慢性栄養失調および微量栄養素不足

（1）タンパク質・エネルギー欠乏症　　タンパク質とエネルギーのどちらか一方，または両方が不足し，成長や健康に影響を及ぼしている状態を**タンパク質・エネルギー欠乏症**（protein-energy malnutrition：PEM）という．

PEMは大きく3つに分類することができる．タンパク質のみが不足している状態の**クワシオルコル**，タンパク質とエネルギーの両方が不足している状態の**マラスムス**，両者の特徴を併せ持つ**マラスミック・クワシオルコル**がある（図6.4）．

クワシオルコルは，毛髪変化，皮膚疾患，浮腫，成長遅滞，知能障害，肝臓肥

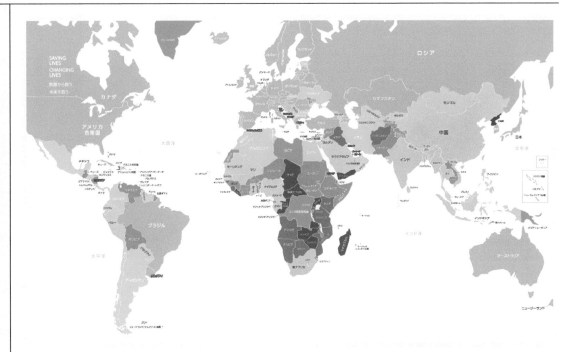

図 6.2　世界の飢餓
状況 2019

| 2.5%未満 |
| 5%未満 |
| 5 ～ 14.9% |
| 15 ～ 24.9% |
| 25 ～ 34.9% |
| 35%以上 |
| データなし，
またはデータ不足 |

［WFP］

大の特徴がある．マラスムスは，極度の体重減少，皮下脂肪消失，筋委縮，発育障害などのほか，乳児であっても老人様顔貌を呈するという特徴がある．

(2) ビタミン A 欠乏症　　開発途上国では失明の大きな原因といわれている．開発途上国では，**ビタミン A 欠乏症**によって**失明**した乳幼児の半数が 1 年以内に死亡しているという WHO の報告もある．また，失明に至らずとも，夜盲症から結膜，角膜乾燥症，角膜の潰瘍や軟化，重症では角膜穿孔などの眼症状がある．さらに，免疫機能低下による麻疹や下痢症などの感染症の罹患率も高くなる．

(3) ヨウ素欠乏症（ヨード欠乏症）　　**ヨウ素欠乏症**は，クレチン症や甲状腺腫などの原因となる（図6.5）．新生児や小児のクレチン症は，低身長，知能や運動機能の発達の低下など**発達遅延**の原因のひとつとなる．妊婦の甲状腺機能低下症では**死産**や流産，胎児の発育に深刻な影響を及ぼす．

(4) 鉄欠乏性貧血　　**鉄欠乏性貧血**は，世界でもっとも一般的な栄養障害である．深刻な場合は，仕事や学習の能力が低下する．乳幼児では**知能発達の遅れ**，妊産婦では分娩時出血による死亡や敗血症，低出生体重児の出産，周産期の感染症などによる死亡の危険性が高まる．

(5) 亜鉛欠乏症　　世界的な信頼できるデータはないが，世界人口のおよそ半数程度が**亜鉛欠乏**のリスクがあると推定されている．亜鉛が欠乏すると，妊娠の合併症や分娩時のリスク，低出生体重児の出生率が高くなる．さらに免疫機能低下や子どもの成長遅延などの問題が危惧される．亜鉛が欠乏しやすいのは，要求量

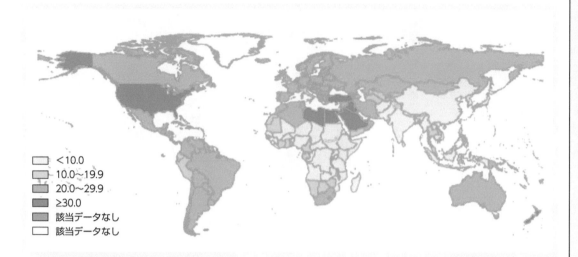

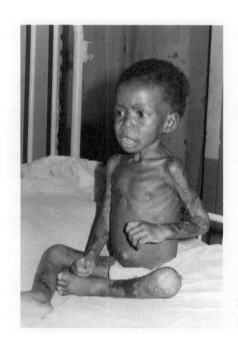

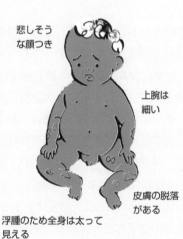

悲しそう
な顔つき

上腕は
細い

皮膚の脱落
がある

浮腫のため全身は太って
見える

図6.3 世界の肥満状況
BMI 30以上の男女成人（18歳以上）の分布.
［WHO, Global Health Observatory（GHO）data, 2016］

図6.4 クワシオルコル
ガーナのクワシオルコルの子ども（左）とその解説（右）.
［写真：山本茂，公衆栄養学第4版（酒井徹ほか編），p.177，講談社（2013）］

□ ＜10.0
□ 10.0〜19.9
■ 20.0〜29.9
■ ≧30.0
■ 該当データなし
□ 該当データなし

が多い乳幼児，妊婦・授乳婦のほか，摂取不足になりやすいベジタリアン，高齢者などである．また，下痢を頻発する子どももリスクが高くなる．

b. 非感染性疾患（NCDs）

ある種のがん，循環器疾患，糖尿病および慢性閉塞性肺疾患（COPD）などの総称で，全世界の死亡の原因の約60%を占めているといわれている（図6.6）.

図 6.5　ヨウ素欠乏症

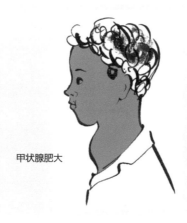

甲状腺肥大

海草を食べる日本人には見
られないヨウ素欠乏症が,
世界人口の約 14%もいる

図 6.6　世界における
死亡原因上位 10 位
（2016 年）
［WHO日本協会. ファ
クトシート］

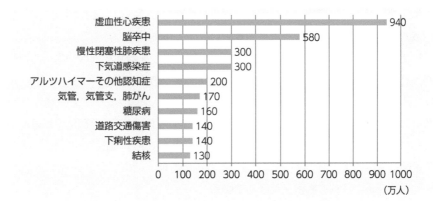

B.　健康・栄養状態の国際比較

a.　開発途上国

　近年，経済発展による欧米化とともに人々のライフスタイル（食生活や身体活動）の変化によって栄養不足から栄養過多へ移行する栄養転換がみられ，疾病構造が変化している国が増えている．それは，都市部と地方農村部の格差のみならず，同じ人口集団ならびにコミュニティ，同一世帯に栄養不足と栄養過多という，相対する栄養問題が存在するという新たな課題を生み出している．たとえば，人口が集中する都市部では肥満人口が増加する中，スラムでは低栄養・微量栄養素欠乏などが深刻になっている．

　しかし，依然として開発途上国では慢性的な低栄養や栄養不足が深刻な問題となっている．低栄養は入手できる範囲の食物の摂取からは，必要な栄養要求量を充足できないことであり，栄養不足は低栄養がある期間継続して起こる．

　これらの問題の背景には，食料生産と人口増加の不均衡，地理的・気候的制約，緑黄色野菜や動物性食品など栄養的価値ある食物へのアクセスが十分でない，食

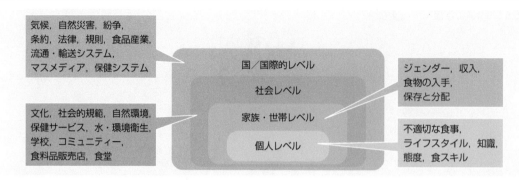

図 6.7 栄養不良の
要因の構造

品保存の不完備，不適切な環境衛生，経済的負担といった課題がある．さらに地
域や国により，それらの課題の所在が，個人レベル，家族・世帯レベル，社会レ
ベル，国レベル，国際的レベルのどこなのかが異なり，各レベルが相互に関連し
合っていることが課題解決をより困難にしている（図6.7）．

　したがって，栄養状態の改善のためには，栄養問題を抱えた地域や国における
要因となる課題の所在を明らかにすることが重要である．

(1) アフリカ　栄養不足蔓延率が最も高い地域で，約4人に1人が栄養不足状
態にあると推定されている．サハラ以南アフリカでは，栄養不足蔓延率が最も高
いものの過去20年の間に約10%の改善がみられた．一方，北アフリカは，栄養
不足蔓延率は約7%と比較的低い．アフリカにおいて，特にビタミンA欠乏症は，
乳幼児や妊婦に深刻な影響を及ぼしている．

(2) アジア　特に東南アジアのほとんどの国において，栄養不足状態にある人
口の絶対数および割合の双方で大きな減少が見られている．しかし，南アジアで
は改善の度合いが遅い．西アジアの栄養不足蔓延率は，アジア全域において他の
地域より低かった（8.6%）ものの，2018年には12.4%と徐々に増加している．

　土壌にヨウ素が不足しているヒマラヤや，大雨・洪水が多発している土壌が浸
食されやすいバングラディッシュのような地域ではヨウ素欠乏症が多発してい
る．

(3) その他　コーカサスおよびラテンアメリカ・カリブ海において，栄養不良
は改善しつつある．しかし，ラテンアメリカでは，アンデスなどの内陸山岳地域
におけるヨウ素欠乏症のほかに，鉄欠乏性貧血などの罹患率も高い．

　南太平洋の多くの島嶼国では，食生活の欧米化と近代化による身体活動量の低
下などにより，肥満が問題となっている．

b. 先進国

　先進国は，農業技術の進歩や産業革命により食物供給量を増加させ，食料不足
と栄養素欠乏症を克服してきた．豊かになった食生活は栄養状態の改善をもたら
した．しかし，同時に脂肪・飽和脂肪酸や砂糖類の過剰摂取，植物性食品の摂取

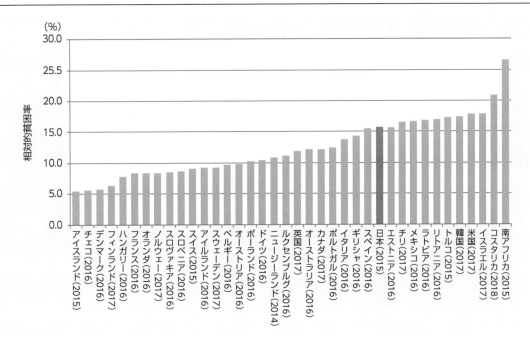

(%)

相対的貧困率

図6.8　OECD加盟の貧困率
貧困率：所得が国民の平均値の半分に満たない人の割合．経済協力開発機構（OECD）の指標に基づく相対的貧困率．
［OECDデータ］

不足，食物繊維の摂取減少などを引き起こし，身体活動量の低下と相まってNCDsの問題を深刻化させている．また，サプリメントの乱用などによるビタミンやミネラルの過剰症も懸念される．先進国におけるこのような栄養転換は，100年足らずで起こった．また，肥満の問題は成人だけでなく，今や子どもたちにまで広がっている．

　肥満のリスクを高める要因としてWHO/FAOは，糖類を含む清涼飲料水や菓子など微量栄養素の少ない食品を多く食べること，座りがちな生活などを挙げている．

　アメリカをはじめ，EU諸国，日本などでは，肥満対策が講じられ，先進諸国の肥満の増加率は落ち着き始めているといわれている．しかし，各国内での格差が拡大する中，低所得者層や高齢者の低栄養問題のほか，アメリカでは貧困層の肥満が増加している．アメリカでは公立小学校に通う生徒の50%が肥満児といわれている．アメリカの公立小学校に通うのは大半が一般家庭と貧困家庭の子どもである．その子どもたちの3割ほどが貧困ライン（世帯年収2万ドル＝200万円以下）にあるといわれ，その大半が学校内で，安く提供されているハンバーガーにピザ，マカロニとチーズ，フライドチキン，ホットドッグなどのメニューで，昼食を済まさなければならない状況にある．OECD加盟国の相対的貧困率を図6.8に示す．

6.2 国際機関の健康・栄養施策

第2次世界大戦後の世界の保健活動はWHOが中心となって進められ，また，国連やその各機関が栄養や食生活における目標を定め活動している．

A. WHOの健康・栄養施策

世界保健機関（WHO）は，疫学的データの蓄積や公表，国境を越えた感染症の収拾や，健康に危害をもたらす要因の排除のための指針の提示などを行ってきた．世界の疾患の構造が感染性主体から非感染性主体へと変わるとともに，WHOの栄養教育（食育）も変化を見せている．たとえば，健康・栄養施策と食品の安全性の観点から，2003年のWHO「食事，栄養及び慢性疾患の予防」と2008年FAO/WHO「脂肪及び脂肪酸に関する合同専門家会合」で示した栄養成分（食事要因）と疾患（NCDs）との関連について，根拠の強さが示された．これを科学的根拠として2004年，健康・栄養施策の「食事，運動，健康に関する世界的戦略」の中でそれらをリスク因子として挙げ，食品への栄養素の表示が重要とし，2010年，栄養表示として**国際食品規格委員会**（コーデックス）の「栄養表示に関するガイドライン」へとつないでいる．

2012年の世界保健総会においては，「母，乳幼児及び子どもの栄養のための包括的行動計画」が採択された．その中で，すべての形態の栄養不良を解消するための優先課題として，**母子の栄養改善**に焦点を当て，2025年までに達成すべき目標（国際栄養目標2025）を設定した．その目標は表6.3のとおりである．

B. FAOの健康・栄養施策

国連食糧農業機関（FAO）は，国連経済社会理事会と連携関係協定を結んだ国連専門機関のひとつで，1945年に設立された．飢餓と貧困を終わらせるという目標を掲げ，人々が健全で活発な生活をおくるために十分な量・質の食料への定期的アクセスを確保し，すべての人々の食料安全保障を達成することを目的とし，

目標1（Stunting：発育阻害）	5歳以下の子どもの発育阻害の割合を40%減らす
目標2（Anemia：貧血）	生殖可能年齢にある女性の貧血を50%減らす
目標3（Low Birth Weight：低体重）	出生時の低体重を30%減らす
目標4（Childhood overweight：子どもの過体重）	子どもの過体重を増やさない
目標5（Brest feeding：母乳育児）	最初の6か月間の完全母乳育児の割合を50%以上にする
目標6（Wasting：消耗症）	小児期の消耗症の割合を5%以下に減少・維持する

表6.3 WHO国際栄養目標2025

6. 諸外国の健康・栄養政策

次の5つの戦略目標を掲げている．①飢餓，食料不安，栄養不良の撲滅支援，②農林水産業の生産性・持続性の向上，③農村の貧困削減，④包括的かつ効率的な農業・食料システム，⑤災害に対する生計のレジリエンス（復元力）の強化．

活動内容は，開発援助，世界の食料・農林水産業に関する政策提言，中立的討議の場の提供，世界の食料・農林水産業に関する情報収集と情報提供がある．健康・栄養関連では，開発援助としての食料安全保障事業，FAO飢餓撲滅草の根募金がある．食料安全保障事業では，食料安全保障達成を目標とし，特にプログラムが実施される国のオーナーシップ・地元のエンパワーメントを中心として農業生産力向上のみでなく，貧困・脆弱者層の食料へのアクセス状況の改善をも重要視している．FAO飢餓撲滅草の根募金は全額，食料が不足しているアジアやアフリカでの食料生産におけるマイクロ・プロジェクト（1プロジェクトあたり1万ドル以下の小規模）に利用されている．ほかにも食料・農林水産業に関する政策提言として，コーデックスへの政策提言，中立的討議の場の提供として，国際栄養会議，世界食料サミット，コーデックスなどを開催している．

C. WHO，FAO 合同の施策

* 国際栄養会議ともいわれる．名称類似の国際栄養学会議（International Congress of Nutrition：ICN）と区別するためここでは世界とした．

1992年，WHOとFAO共催による第1回世界栄養会議*（International Conference on Nutrition）が開催され，「栄養に関する世界宣言と行動計画」が採択された．その中で，「栄養学的に適切かつ安全な食物へのアクセス」はすべての人の権利であることが明示され，「適切な食事と健康的なライフスタイルの推進」が具体的な戦略の1つとされた．そして，それぞれの国民に適した，かつ異なる世代やライフスタイルに適した食生活指針の策定が各国に求められた．それを受けて，1995年，WHO・FAO合同専門会議が開催され，フードベース食生活指針の基本方針が提案された．

2014年には，第2回世界栄養会議が開催され，すべての人々がより一層健康かつ持続可能な食事にアクセスできるようになるために，170か国以上が，多くの具体的な取り組みを策定し，政策や投資への一連の提言を採択した．その中で，進捗状況だけでなく，国際的に合意された指標に基づく栄養目標や画期的事象を監視する体制を含む効果的な責任説明に関するメカニズムを明らかにしている．また，署名国は，2025年までに，妊産婦や幼児の栄養改善，NCDsにおける栄養に関連した危険因子を減らすという既存の目標を含めた具体的な結果を達成しなければならない．さらに，持続可能な食料システムとして，政府は，農業プログラムの策定・導入の際に栄養目標を組み込むことによって，栄養強化農業を促進し，食料安全保障を確保して健全な食生活を可能にすることが求められている．

D. その他の国際機関などの健康・栄養施策

WHOやFAOのほかに栄養問題に取り組んでいるおもな国際機関は，国連児童基金（UNICEF），国連世界食糧計画（WFP），国連教育科学文化機関（UNESCO），世界銀行（WB）などがある．昨今の世界情勢から，難民の食事・栄養課題などでは，国連難民高等弁務官事務所（UNHCR）と世界食糧計画の連携も行われている．

日本で開発途上国の栄養改善活動など，政府開発援助（ODA）を一元的に行う実施機関として独立行政法人の国際協力機構（JICA）がある．また，最近では，各国の非政府組織（non-governmental organizations：NGO）の活動もさかんである．

E. 日本の国際保健政策と栄養活動

a. 政府の活動

1954（昭和29）年に開始された日本のODA（Official Development Assistance：政府開発援助）では，当時は援助の受取国であり，世界銀行から資金を借り入れる立場であったが，その後ODAへの支出純額が米国を抜いて世界最大の援助国となった時期もあった（2014年現在5位）．日本は2013年5月，国際保健外交戦略を策定し，国際保健を日本外交の重点課題と位置付け，すべての人が基礎的な保健医療サービスを負担可能な費用で受けられるユニバーサル・ヘルス・カバレッジ（universal health coverage：UHC）を推進することを掲げている．ユニバーサル・ヘルス・カバレッジは，2012年の国連総会で議決されたもので，「すべての人が適切な予防、治療、リハビリなどの保健医療サービスを、必要な時に支払い可能な費用で受けられる状態」をいう．

日本政府は，2009年，世界銀行に，栄養不足が深刻な36か国を対象にした「栄養不足対策スケールアップ信託基金」を設置し200万ドルを拠出した．その資金でつくられた栄養不足対策計画がSUN（Scale-Up Nutrition）への取り組み拡充に向けた行動枠組みとなり，2010年世界銀行総会でSUNが正式に発足した．SUNにはG8（日，米，英，仏，独，伊，加，露），国際機関，財団，民間セクターを含め100以上のパートナーが参加している．SUNでは妊産婦と生後24か月未満の子どもに対する費用対効果の高い，かつエビデンスのある予防的栄養改善介入を実施している．

日本は，学校給食や栄養教育などの優れた栄養政策により栄養不良の時代を乗り越え，その後の過剰栄養による肥満についても，他国と比べて制御されており，世界に誇れる栄養改善に関する官民の知見を有している．そのため，2020年オリンピック・パラリンピック東京大会の機会を利用し開催される東京栄養サミットに向けて，世界的な栄養改善の取り組みを強化する栄養改善事業の官民合同の国際展開検討チームが，内閣官房健康・医療戦略室に設置されている．

b. 栄養士会

　日本栄養士会は，世界の栄養に関する最新情報を得られるように，また，世界中の人びとの健康に貢献できるよう，各国栄養士会により組織されている**国際栄養士連盟**(International Confederation of Dietetic Associations：ICDA)，**アジア栄養士連盟**（Asian Federation of Dietetic Associations：AFDA）に加盟している．ICDAの2020年1月現在の加盟国は，日本を含め45か国である．4年に1回，**国際栄養士会議**(International Congress of Dietetics：ICD)が開催され，各国の栄養士・栄養学者が，栄養問題，栄養政策，栄養教育，栄養士活動などについて検討している．現在，日本でも導入が進められている栄養管理プロセスの手順は，国際基準に準拠したものである．

c. 国際協力機構（JICA）

　JICA（Japan International Cooperation Agency）は，「独立行政法人国際協力機構法」に基づき設立された独立行政法人である．1954年に海外への日本の技術協力事業として活動を開始している．JICAが主導的役割を担う「アフリカ稲作振興のための共同体」（CARD）の支援により，アフリカのコメ生産量は，2007年の年間1,400万トンから2013年には2,200万トンへと増加した．これはアフリカの人口の5%（約5,000万人）分に相当し，人々の栄養改善に大きく寄与している．また，SUNのネットワークに参加し，栄養改善に関する取り組みを母子保健プログラムへ統合することを推進している．2014年度には，SUN加盟国を対象とした課題別研修「母子栄養改善」，国別研修ガーナ「官民連携アプローチによるScale up Nutrition」が開始されている．

演習 6-1 タンパク質・エネルギー欠乏症を分類して，特徴をまとめよ．
演習 6-2 開発途上国と先進国の栄養問題を，それぞれ説明せよ．
演習 6-3 ヨウ素および亜鉛欠乏症について，それぞれ説明せよ．

たんぱく質の食事摂取基準 （推定平均必要量，推奨量，目安量：g ／日，目標量：%エネルギー）

性　別	男　性				女　性			
年齢等	推定平均必要量	推奨量	目安量	目標量[1]	推定平均必要量	推奨量	目安量	目標量[1]
0 〜 5（月）	—	—	10	—	—	—	10	—
6 〜 8（月）	—	—	15	—	—	—	15	—
9 〜 11（月）	—	—	25	—	—	—	25	—
1 〜 2（歳）	15	20	—	13 〜 20	15	20	—	13 〜 20
3 〜 5（歳）	20	25	—	13 〜 20	20	25	—	13 〜 20
6 〜 7（歳）	25	30	—	13 〜 20	25	30	—	13 〜 20
8 〜 9（歳）	30	40	—	13 〜 20	30	40	—	13 〜 20
10 〜 11（歳）	40	45	—	13 〜 20	40	50	—	13 〜 20
12 〜 14（歳）	50	60	—	13 〜 20	45	55	—	13 〜 20
15 〜 17（歳）	50	65	—	13 〜 20	45	55	—	13 〜 20
18 〜 29（歳）	50	65	—	13 〜 20	40	50	—	13 〜 20
30 〜 49（歳）	50	65	—	13 〜 20	40	50	—	13 〜 20
50 〜 64（歳）	50	65	—	14 〜 20	40	50	—	14 〜 20
65 〜 74（歳）[2]	50	60	—	15 〜 20	40	50	—	15 〜 20
75 以上（歳）[2]	50	60	—	15 〜 20	40	50	—	15 〜 20
妊　婦（付加量）初期					+0	+0	—	—[3]
中期					+5	+5	—	—[3]
後期					+20	+25	—	—[4]
授乳婦（付加量）					+15	+20	—	—[4]

1　範囲に関しては，おおむねの値を示したものであり，弾力的に運用すること．2　65 歳以上の高齢者について，フレイル予防を目的とした量を定めることは難しいが，身長・体重が参照体位に比べて小さい者や，特に 75 歳以上であって加齢に伴い身体活動量が大きく低下した者など，必要エネルギー摂取量が低い者では，下限が推奨量を下回る場合があり得る．この場合でも，下限は推奨量以上とすることが望ましい．3　妊婦（初期・中期）の目標量は，13 〜 20%エネルギーとした．4　妊婦（後期）及び授乳婦の目標量は，15 〜 20%エネルギーとした．

脂質の食事摂取基準 （%エネルギー）

性　別	男　性		女　性	
年齢等	目安量	目標量[1]	目安量	目標量[1]
0 〜 5（月）	50	—	50	—
6 〜 11（月）	40	—	40	—
1 〜 2（歳）	—	20 〜 30	—	20 〜 30
3 〜 5（歳）	—	20 〜 30	—	20 〜 30
6 〜 7（歳）	—	20 〜 30	—	20 〜 30
8 〜 9（歳）	—	20 〜 30	—	20 〜 30
10 〜 11（歳）	—	20 〜 30	—	20 〜 30
12 〜 14（歳）	—	20 〜 30	—	20 〜 30
15 〜 17（歳）	—	20 〜 30	—	20 〜 30
18 〜 29（歳）	—	20 〜 30	—	20 〜 30
30 〜 49（歳）	—	20 〜 30	—	20 〜 30
50 〜 64（歳）	—	20 〜 30	—	20 〜 30
65 〜 74（歳）	—	20 〜 30	—	20 〜 30
75 以上（歳）	—	20 〜 30	—	20 〜 30
妊　婦			—	20 〜 30
授乳婦			—	20 〜 30

1　範囲に関しては，おおむねの値を示したものである．

飽和脂肪酸の食事摂取基準 （%エネルギー）[1,2]

性 別	男 性	女 性
年齢等	目標量	目標量
0〜 5（月）	―	―
6〜11（月）	―	―
1〜 2（歳）	―	―
3〜 5（歳）	10以下	10以下
6〜 7（歳）	10以下	10以下
8〜 9（歳）	10以下	10以下
10〜11（歳）	10以下	10以下
12〜14（歳）	10以下	10以下
15〜17（歳）	8以下	8以下
18〜29（歳）	7以下	7以下
30〜49（歳）	7以下	7以下
50〜64（歳）	7以下	7以下
65〜74（歳）	7以下	7以下
75以上（歳）	7以下	7以下
妊 婦		7以下
授乳婦		7以下

1 飽和脂肪酸と同じく，脂質異常症及び循環器疾患に関与する栄養素としてコレステロールがある．コレステロールに目標量は設定しないが，これは許容される摂取量に上限が存在しないことを保証するものではない．また，脂質異常症の重症化予防の目的からは，200 mg/日未満に留めることが望ましい．

2 飽和脂肪酸と同じく，冠動脈疾患に関与する栄養素としてトランス脂肪酸がある．日本人の大多数は，トランス脂肪酸に関する世界保健機関（WHO）の目標（1%エネルギー未満）を下回っており，トランス脂肪酸の摂取による健康への影響は，飽和脂肪酸の摂取によるものと比べて小さいと考えられる．ただし，脂質に偏った食事をしている者では，留意する必要がある．トランス脂肪酸は人体にとって不可欠な栄養素ではなく，健康の保持・増進を図る上で積極的な摂取は勧められないことから，その摂取量は1%エネルギー未満に留めることが望ましく，1%エネルギー未満でもできるだけ低く留めることが望ましい．

n–6 系脂肪酸の食事摂取基準 （g/日）

性 別	男 性	女 性
年齢等	目安量	目安量
0〜 5（月）	4	4
6〜11（月）	4	4
1〜 2（歳）	4	4
3〜 5（歳）	6	6
6〜 7（歳）	8	7
8〜 9（歳）	8	7
10〜11（歳）	10	8
12〜14（歳）	11	8
15〜17（歳）	13	9
18〜29（歳）	11	8
30〜49（歳）	10	8
50〜64（歳）	10	8
65〜74（歳）	9	8
75以上（歳）	8	7
妊 婦		9
授乳婦		10

n–3 系脂肪酸の食事摂取基準 （g/日）

性 別	男 性	女 性
年齢等	目安量	目安量
0〜 5（月）	0.9	0.9
6〜11（月）	0.8	0.8
1〜 2（歳）	0.7	0.8
3〜 5（歳）	1.1	1.0
6〜 7（歳）	1.5	1.3
8〜 9（歳）	1.5	1.3
10〜11（歳）	1.6	1.6
12〜14（歳）	1.9	1.6
15〜17（歳）	2.1	1.6
18〜29（歳）	2.0	1.6
30〜49（歳）	2.0	1.6
50〜64（歳）	2.2	1.9
65〜74（歳）	2.2	2.0
75以上（歳）	2.1	1.8
妊 婦		1.6
授乳婦		1.8

炭水化物の食事摂取基準 （%エネルギー）

性　別	男　性	女　性
年齢等	目標量[1,2]	目標量[1,2]
0〜 5（月）	—	—
6〜11（月）	—	—
1〜 2（歳）	50〜65	50〜65
3〜 5（歳）	50〜65	50〜65
6〜 7（歳）	50〜65	50〜65
8〜 9（歳）	50〜65	50〜65
10〜11（歳）	50〜65	50〜65
12〜14（歳）	50〜65	50〜65
15〜17（歳）	50〜65	50〜65
18〜29（歳）	50〜65	50〜65
30〜49（歳）	50〜65	50〜65
50〜64（歳）	50〜65	50〜65
65〜74（歳）	50〜65	50〜65
75 以上（歳）	50〜65	50〜65
妊　婦		50〜65
授乳婦		50〜65

1　範囲に関しては，おおむねの値を示したものである.
2　アルコールを含む. ただし，アルコールの摂取を勧めるものではない.

食物繊維の食事摂取基準 （g/日）

性　別	男　性	女　性
年齢等	目標量	目標量
0〜 5（月）	—	—
6〜11（月）	—	—
1〜 2（歳）	—	—
3〜 5（歳）	8 以上	8 以上
6〜 7（歳）	10 以上	10 以上
8〜 9（歳）	11 以上	11 以上
10〜11（歳）	13 以上	13 以上
12〜14（歳）	17 以上	17 以上
15〜17（歳）	19 以上	18 以上
18〜29（歳）	21 以上	18 以上
30〜49（歳）	21 以上	18 以上
50〜64（歳）	21 以上	18 以上
65〜74（歳）	20 以上	17 以上
75 以上（歳）	20 以上	17 以上
妊　婦		18 以上
授乳婦		18 以上

エネルギー産生栄養素バランス

（%エネルギー）

性　別	男　性				女　性			
	目標量[1,2]				目標量[1,2]			
	たんぱく質[3]	脂　質[4]		炭水化物[5,6]	たんぱく質[3]	脂　質[4]		炭水化物[5,6]
年齢等		脂　質	飽和脂肪酸			脂　質	飽和脂肪酸	
0〜11（月）	—	—	—	—	—	—	—	—
1〜 2（歳）	13〜20	20〜30	—	50〜65	13〜20	20〜30	—	50〜65
3〜 5（歳）	13〜20	20〜30	10 以下	50〜65	13〜20	20〜30	10 以下	50〜65
6〜 7（歳）	13〜20	20〜30	10 以下	50〜65	13〜20	20〜30	10 以下	50〜65
8〜 9（歳）	13〜20	20〜30	10 以下	50〜65	13〜20	20〜30	10 以下	50〜65
10〜11（歳）	13〜20	20〜30	10 以下	50〜65	13〜20	20〜30	10 以下	50〜65
12〜14（歳）	13〜20	20〜30	10 以下	50〜65	13〜20	20〜30	10 以下	50〜65
15〜17（歳）	13〜20	20〜30	8 以下	50〜65	13〜20	20〜30	8 以下	50〜65
18〜29（歳）	13〜20	20〜30	7 以下	50〜65	13〜20	20〜30	7 以下	50〜65
30〜49（歳）	13〜20	20〜30	7 以下	50〜65	13〜20	20〜30	7 以下	50〜65
50〜64（歳）	14〜20	20〜30	7 以下	50〜65	14〜20	20〜30	7 以下	50〜65
65〜74（歳）	15〜20	20〜30	7 以下	50〜65	15〜20	20〜30	7 以下	50〜65
75 以上（歳）	15〜20	20〜30	7 以下	50〜65	15〜20	20〜30	7 以下	50〜65
妊婦　　初期					13〜20			
中期					13〜20	20〜30	7 以下	50〜65
後期					15〜20			
授乳婦					15〜20			

1　必要なエネルギー量を確保した上でのバランスとすること. 2　範囲に関しては，おおむねの値を示したものであり，弾力的に運用すること. 3　65 歳以上の高齢者について，フレイル予防を目的とした量を定めることは難しいが，身長・体重が参照体位に比べて小さい者や，特に 75 歳以上であって加齢に伴い身体活動量が大きく低下した者など，必要エネルギー摂取量が低い者では，下限が推奨量を下回る場合があり得る. この場合でも，下限は推奨量以上とすることが望ましい. 4　脂質については，その構成成分である飽和脂肪酸など，質への配慮を十分に行う必要がある. 5　アルコールを含む. ただし，アルコールの摂取を勧めるものではない. 6　食物繊維の目標量を十分に注意すること.

ビタミン A の食事摂取基準

(μgRAE/日)[1]

性　別	男　性				女　性			
年齢等	推定平均必要量[2]	推奨量[2]	目安量[3]	耐容上限量[3]	推定平均必要量[2]	推奨量[2]	目安量[3]	耐容上限量[3]
0〜 5（月）	—	—	300	600	—	—	300	600
6〜11（月）	—	—	400	600	—	—	400	600
1〜 2（歳）	300	400	—	600	250	350	—	600
3〜 5（歳）	350	450	—	700	350	500	—	850
6〜 7（歳）	300	400	—	950	300	400	—	1,200
8〜 9（歳）	350	500	—	1,200	350	500	—	1,500
10〜11（歳）	450	600	—	1,500	400	600	—	1,900
12〜14（歳）	550	800	—	2,100	500	700	—	2,500
15〜17（歳）	650	900	—	2,500	500	650	—	2,800
18〜29（歳）	600	850	—	2,700	450	650	—	2,700
30〜49（歳）	650	900	—	2,700	500	700	—	2,700
50〜64（歳）	650	900	—	2,700	500	700	—	2,700
65〜74（歳）	600	850	—	2,700	500	700	—	2,700
75 以上（歳）	550	800	—	2,700	450	650	—	2,700
妊　婦（付加量）初期					+0	+0	—	—
中期					+0	+0	—	—
後期					+60	+80	—	—
授乳婦（付加量）					+300	+450	—	—

1 レチノール活性当量（μgRAE）＝レチノール（μg）＋ β–カロテン（μg）× 1/12 ＋ α–カロテン（μg）× 1/24 ＋ β–クリプトキサンチン（μg）× 1/24 ＋その他のプロビタミン A カロテノイド（μg）× 1/24
2 プロビタミン A カロテノイドを含む.
3 プロビタミン A カロテノイドを含まない.

ビタミン D の食事摂取基準

(μg/日)[1]

性　別	男　性		女　性	
年齢等	目安量	耐容上限量	目安量	耐容上限量
0〜 5（月）	5.0	25	5.0	25
6〜11（月）	5.0	25	5.0	25
1〜 2（歳）	3.0	20	3.5	20
3〜 5（歳）	3.5	30	4.0	30
6〜 7（歳）	4.5	30	5.0	30
8〜 9（歳）	5.0	40	6.0	40
10〜11（歳）	6.5	60	8.0	60
12〜14（歳）	8.0	80	9.5	80
15〜17（歳）	9.0	90	8.5	90
18〜29（歳）	8.5	100	8.5	100
30〜49（歳）	8.5	100	8.5	100
50〜64（歳）	8.5	100	8.5	100
65〜74（歳）	8.5	100	8.5	100
75 以上（歳）	8.5	100	8.5	100
妊　婦			8.5	—
授乳婦			8.5	—

1 日照により皮膚でビタミン D が産生されることを踏まえ，フレイル予防を図る者はもとより，全年齢区分を通じて，日常生活において可能な範囲内での適度な日光浴を心掛けるとともに，ビタミン D の摂取については，日照時間を考慮に入れることが重要である.

ビタミンEの食事摂取基準 (mg/日)[1]

性別	男性		女性	
年齢等	目安量	耐容上限量	目安量	耐容上限量
0〜 5(月)	3.0	—	3.0	—
6〜11(月)	4.0	—	4.0	—
1〜 2(歳)	3.0	150	3.0	150
3〜 5(歳)	4.0	200	4.0	200
6〜 7(歳)	5.0	300	5.0	300
8〜 9(歳)	5.0	350	5.0	350
10〜11(歳)	5.5	450	5.5	450
12〜14(歳)	6.5	650	6.0	600
15〜17(歳)	7.0	750	5.5	650
18〜29(歳)	6.0	850	5.0	650
30〜49(歳)	6.0	900	5.5	700
50〜64(歳)	7.0	850	6.0	700
65〜74(歳)	7.0	850	6.5	650
75以上(歳)	6.5	750	6.5	650
妊 婦			6.5	—
授乳婦			7.0	—

1 α–トコフェロールについて算定した．α–トコフェロール以外のビタミンEは含んでいない．

ビタミンKの食事摂取基準 (μg/日)

性別	男性	女性
年齢等	目安量	目安量
0〜 5(月)	4	4
6〜11(月)	7	7
1〜 2(歳)	50	60
3〜 5(歳)	60	70
6〜 7(歳)	80	90
8〜 9(歳)	90	110
10〜11(歳)	110	140
12〜14(歳)	140	170
15〜17(歳)	160	150
18〜29(歳)	150	150
30〜49(歳)	150	150
50〜64(歳)	150	150
65〜74(歳)	150	150
75以上(歳)	150	150
妊 婦		150
授乳婦		150

ビタミンB1の食事摂取基準 (mg/日)[1,2]

性別	男性			女性		
年齢等	推定平均必要量	推奨量	目安量	推定平均必要量	推奨量	目安量
0〜 5(月)	—	—	0.1	—	—	0.1
6〜11(月)	—	—	0.2	—	—	0.2
1〜 2(歳)	0.4	0.5	—	0.4	0.5	—
3〜 5(歳)	0.6	0.7	—	0.6	0.7	—
6〜 7(歳)	0.7	0.8	—	0.7	0.8	—
8〜 9(歳)	0.8	1.0	—	0.8	0.9	—
10〜11(歳)	1.0	1.2	—	0.9	1.1	—
12〜14(歳)	1.2	1.4	—	1.1	1.3	—
15〜17(歳)	1.3	1.5	—	1.0	1.2	—
18〜29(歳)	1.2	1.4	—	0.9	1.1	—
30〜49(歳)	1.2	1.4	—	0.9	1.1	—
50〜64(歳)	1.1	1.3	—	0.9	1.1	—
65〜74(歳)	1.1	1.3	—	0.9	1.1	—
75以上(歳)	1.0	1.2	—	0.8	0.9	—
妊 婦(付加量)				+0.2	+0.2	—
授乳婦(付加量)				+0.2	+0.2	—

1 チアミン塩化物塩酸塩(分子量＝337.3)の重量として示した．
2 身体活動レベルIIの推定エネルギー必要量を用いて算定した．
特記事項：推定平均必要量は，ビタミンB1の欠乏症である脚気を予防するに足る最小必要量からではなく，尿中にビタミンB1の排泄量が増大し始める摂取量(体内飽和量)から算定．

ビタミン B₂ の食事摂取基準

(mg/日)[1]

性　別	男　性			女　性		
年齢等	推定平均必要量	推奨量	目安量	推定平均必要量	推奨量	目安量
0 〜 5（月）	―	―	0.3	―	―	0.3
6 〜 11（月）	―	―	0.4	―	―	0.4
1 〜 2（歳）	0.5	0.6	―	0.5	0.5	―
3 〜 5（歳）	0.7	0.8	―	0.6	0.8	―
6 〜 7（歳）	0.8	0.9	―	0.7	0.9	―
8 〜 9（歳）	0.9	1.1	―	0.9	1.0	―
10 〜 11（歳）	1.1	1.4	―	1.0	1.3	―
12 〜 14（歳）	1.3	1.6	―	1.2	1.4	―
15 〜 17（歳）	1.4	1.7	―	1.2	1.4	―
18 〜 29（歳）	1.3	1.6	―	1.0	1.2	―
30 〜 49（歳）	1.3	1.6	―	1.0	1.2	―
50 〜 64（歳）	1.2	1.5	―	1.0	1.2	―
65 〜 74（歳）	1.2	1.5	―	1.0	1.2	―
75 以上（歳）	1.1	1.3	―	0.9	1.0	―
妊　婦（付加量）				+0.2	+0.3	―
授乳婦（付加量）				+0.5	+0.6	―

1　身体活動レベルⅡの推定エネルギー必要量を用いて算定した.
特記事項：推定平均必要量は，ビタミン B₂ の欠乏症である口唇炎，口角炎，舌炎などの皮膚炎を予防するに足る最小必要量からではなく，尿中にビタミン B₂ の排泄量が増大し始める摂取量（体内飽和量）から算定.

ナイアシンの食事摂取基準

(mgNE/日)[1,2]

性　別	男　性				女　性			
年齢等	推定平均必要量	推奨量	目安量	耐容上限量[3]	推定平均必要量	推奨量	目安量	耐容上限量[3]
0 〜 5（月）[4]	―	―	2	―	―	―	2	―
6 〜 11（月）	―	―	3	―	―	―	3	―
1 〜 2（歳）	5	6	―	60（15）	4	5	―	60（15）
3 〜 5（歳）	6	8	―	80（20）	6	7	―	80（20）
6 〜 7（歳）	7	9	―	100（30）	7	8	―	100（30）
8 〜 9（歳）	9	11	―	150（35）	8	10	―	150（35）
10 〜 11（歳）	11	13	―	200（45）	10	10	―	150（45）
12 〜 14（歳）	12	15	―	250（60）	12	14	―	250（60）
15 〜 17（歳）	14	17	―	300（70）	11	13	―	250（65）
18 〜 29（歳）	13	15	―	300（80）	9	11	―	250（65）
30 〜 49（歳）	13	15	―	350（85）	10	12	―	250（65）
50 〜 64（歳）	12	14	―	350（85）	9	11	―	250（65）
65 〜 74（歳）	12	14	―	300（80）	9	11	―	250（65）
75 以上（歳）	11	13	―	300（75）	9	10	―	250（60）
妊　婦（付加量）					+0	+0	―	―
授乳婦（付加量）					+3	+3	―	―

1　ナイアシン当量（NE）＝ナイアシン＋ 1／60 トリプトファンで示した.
2　身体活動レベルⅡの推定エネルギー必要量を用いて算定した.
3　ニコチンアミドの重量（mg／日），（　）内はニコチン酸の重量（mg／日）.
4　単位は mg／日.

ビタミン B₆ の食事摂取基準

ビタミン B_6 の食事摂取基準 （mg/日）[1]

性 別	男 性				女 性			
年齢等	推定平均必要量	推奨量	目安量	耐容上限量 [2]	推定平均必要量	推奨量	目安量	耐容上限量 [2]
0～ 5（月）	—	—	0.2	—	—	—	0.2	—
6～11（月）	—	—	0.3	—	—	—	0.3	—
1～ 2（歳）	0.4	0.5	—	10	0.4	0.5	—	10
3～ 5（歳）	0.5	0.6	—	15	0.5	0.6	—	15
6～ 7（歳）	0.7	0.8	—	20	0.6	0.7	—	20
8～ 9（歳）	0.8	0.9	—	25	0.8	0.9	—	25
10～11（歳）	1.0	1.1	—	30	1.0	1.1	—	30
12～14（歳）	1.2	1.4	—	40	1.0	1.3	—	40
15～17（歳）	1.2	1.5	—	50	1.0	1.3	—	45
18～29（歳）	1.1	1.4	—	55	1.0	1.1	—	45
30～49（歳）	1.1	1.4	—	60	1.0	1.1	—	45
50～64（歳）	1.1	1.4	—	55	1.0	1.1	—	45
65～74（歳）	1.1	1.4	—	50	1.0	1.1	—	40
75 以上（歳）	1.1	1.4	—	50	1.0	1.1	—	40
妊 婦（付加量）					+0.2	+0.2	—	—
授乳婦（付加量）					+0.3	+0.3	—	—

1 たんぱく質の推奨量を用いて算定した（妊婦・授乳婦の付加量は除く）.
2 ピリドキシン（分子量＝ 169.2）の重量として示した.

ビタミン B₁₂ の食事摂取基準

ビタミン B_{12} の食事摂取基準 （μg/日）[1]

性 別	男 性			女 性		
年齢等	推定平均必要量	推奨量	目安量	推定平均必要量	推奨量	目安量
0～ 5（月）	—	—	0.4	—	—	0.4
6～11（月）	—	—	0.5	—	—	0.5
1～ 2（歳）	0.8	0.9	—	0.8	0.9	—
3～ 5（歳）	0.9	1.1	—	0.9	1.1	—
6～ 7（歳）	1.1	1.3	—	1.1	1.3	—
8～ 9（歳）	1.3	1.6	—	1.3	1.6	—
10～11（歳）	1.6	1.9	—	1.6	1.9	—
12～14（歳）	2.0	2.4	—	2.0	2.4	—
15～17（歳）	2.0	2.4	—	2.0	2.4	—
18～29（歳）	2.0	2.4	—	2.0	2.4	—
30～49（歳）	2.0	2.4	—	2.0	2.4	—
50～64（歳）	2.0	2.4	—	2.0	2.4	—
65～74（歳）	2.0	2.4	—	2.0	2.4	—
75 以上（歳）	2.0	2.4	—	2.0	2.4	—
妊 婦（付加量）				+0.3	+0.4	—
授乳婦（付加量）				+0.7	+0.8	—

1 シアノコバラミン（分子量＝ 1,355.37）の重量として示した.

葉酸の食事摂取基準

(μg/日)[1]

性別	男性				女性			
年齢等	推定平均必要量	推奨量	目安量	耐容上限量[2]	推定平均必要量	推奨量	目安量	耐容上限量[2]
0〜 5(月)	—	—	40	—	—	—	40	—
6〜11(月)	—	—	60	—	—	—	60	—
1〜 2(歳)	80	90	—	200	90	90	—	200
3〜 5(歳)	90	110	—	300	90	110	—	300
6〜 7(歳)	110	140	—	400	110	140	—	400
8〜 9(歳)	130	160	—	500	130	160	—	500
10〜11(歳)	160	190	—	700	160	190	—	700
12〜14(歳)	200	240	—	900	200	240	—	900
15〜17(歳)	220	240	—	900	200	240	—	900
18〜29(歳)	200	240	—	900	200	240	—	900
30〜49(歳)	200	240	—	1,000	200	240	—	1,000
50〜64(歳)	200	240	—	1,000	200	240	—	1,000
65〜74(歳)	200	240	—	900	200	240	—	900
75以上(歳)	200	240	—	900	200	240	—	900
妊婦(付加量)[3,4]					+200	+240	—	—
授乳婦(付加量)					+80	+100	—	—

1 プテロイルモノグルタミン酸(分子量= 441.40)の重量として示した.
2 通常の食品以外の食品に含まれる葉酸(狭義の葉酸)に適用する.
3 妊娠を計画している女性,妊娠の可能性がある女性及び妊娠初期の妊婦は,胎児の神経管閉鎖障害のリスク低減のために,通常の食品以外の食品に含まれる葉酸(狭義の葉酸)を 400 μg/日摂取することが望まれる.
4 付加量は,中期及び後期にのみ設定した.

パントテン酸の食事摂取基準 (mg/日)

性別	男性	女性
年齢等	目安量	目安量
0〜 5(月)	4	4
6〜11(月)	5	5
1〜 2(歳)	3	4
3〜 5(歳)	4	4
6〜 7(歳)	5	5
8〜 9(歳)	6	5
10〜11(歳)	6	6
12〜14(歳)	7	6
15〜17(歳)	7	6
18〜29(歳)	5	5
30〜49(歳)	5	5
50〜64(歳)	6	5
65〜74(歳)	6	5
75以上(歳)	6	5
妊婦		5
授乳婦		6

ビオチンの食事摂取基準 (μg/日)

性別	男性	女性
年齢等	目安量	目安量
0〜 5(月)	4	4
6〜11(月)	5	5
1〜 2(歳)	20	20
3〜 5(歳)	20	20
6〜 7(歳)	30	30
8〜 9(歳)	30	30
10〜11(歳)	40	40
12〜14(歳)	50	50
15〜17(歳)	50	50
18〜29(歳)	50	50
30〜49(歳)	50	50
50〜64(歳)	50	50
65〜74(歳)	50	50
75以上(歳)	50	50
妊婦		50
授乳婦		50

ビタミン C の食事摂取基準　(mg/日)[1]

性　別	男　性			女　性		
年齢等	推定平均必要量	推奨量	目安量	推定平均必要量	推奨量	目安量
0 〜 5（月）	―	―	40	―	―	40
6 〜 11（月）	―	―	40	―	―	40
1 〜 2（歳）	35	40	―	35	40	―
3 〜 5（歳）	40	50	―	40	50	―
6 〜 7（歳）	50	60	―	50	60	―
8 〜 9（歳）	60	70	―	60	70	―
10 〜 11（歳）	70	85	―	70	85	―
12 〜 14（歳）	85	100	―	85	100	―
15 〜 17（歳）	85	100	―	85	100	―
18 〜 29（歳）	85	100	―	85	100	―
30 〜 49（歳）	85	100	―	85	100	―
50 〜 64（歳）	85	100	―	85	100	―
65 〜 74（歳）	80	100	―	80	100	―
75 以上（歳）	80	100	―	80	100	―
妊　婦（付加量）				+10	+10	―
授乳婦（付加量）				+40	+45	―

1　L-アスコルビン酸（分子量＝ 176.12）の重量で示した.
特記事項：推定平均必要量は，ビタミン C の欠乏症である壊血病を予防するに足る最小量からではなく，心臓血管系の疾病予防効果及び抗酸化作用の観点から算定.

ナトリウムの食事摂取基準 (mg/日,（　）は食塩相当量 [g/日])[1]

性　別	男　性			女　性		
年齢等	推定平均必要量	目安量	目標量	推定平均必要量	目安量	目標量
0 〜 5（月）	―	100（0.3）	―	―	100（0.3）	―
6 〜 11（月）	―	600（1.5）	―	―	600（1.5）	―
1 〜 2（歳）	―	―	（3.0 未満）	―	―	（3.0 未満）
3 〜 5（歳）	―	―	（3.5 未満）	―	―	（3.5 未満）
6 〜 7（歳）	―	―	（4.5 未満）	―	―	（4.5 未満）
8 〜 9（歳）	―	―	（5.0 未満）	―	―	（5.0 未満）
10 〜 11（歳）	―	―	（6.0 未満）	―	―	（6.0 未満）
12 〜 14（歳）	―	―	（7.0 未満）	―	―	（6.5 未満）
15 〜 17（歳）	―	―	（7.5 未満）	―	―	（6.5 未満）
18 〜 29（歳）	600（1.5）	―	（7.5 未満）	600（1.5）	―	（6.5 未満）
30 〜 49（歳）	600（1.5）	―	（7.5 未満）	600（1.5）	―	（6.5 未満）
50 〜 64（歳）	600（1.5）	―	（7.5 未満）	600（1.5）	―	（6.5 未満）
65 〜 74（歳）	600（1.5）	―	（7.5 未満）	600（1.5）	―	（6.5 未満）
75 以上（歳）	600（1.5）	―	（7.5 未満）	600（1.5）	―	（6.5 未満）
妊　婦				600（1.5）	―	（6.5 未満）
授乳婦				600（1.5）	―	（6.5 未満）

1　高血圧及び慢性腎臓病（CKD）の重症化予防のための食塩相当量は，成人の男女とも 6.0 g/日未満とした.

カリウムの食事摂取基準

(mg/日)

性　別	男　性		女　性	
年齢等	目安量	目標量	目安量	目標量
0 ～ 5(月)	400	—	400	—
6 ～ 11(月)	700	—	700	—
1 ～ 2(歳)	900	—	900	—
3 ～ 5(歳)	1,000	1,400 以上	1,000	1,400 以上
6 ～ 7(歳)	1,300	1,800 以上	1,200	1,800 以上
8 ～ 9(歳)	1,500	2,000 以上	1,500	2,000 以上
10 ～ 11(歳)	1,800	2,200 以上	1,800	2,000 以上
12 ～ 14(歳)	2,300	2,400 以上	1,900	2,400 以上
15 ～ 17(歳)	2,700	3,000 以上	2,000	2,600 以上
18 ～ 29(歳)	2,500	3,000 以上	2,000	2,600 以上
30 ～ 49(歳)	2,500	3,000 以上	2,000	2,600 以上
50 ～ 64(歳)	2,500	3,000 以上	2,000	2,600 以上
65 ～ 74(歳)	2,500	3,000 以上	2,000	2,600 以上
75 以上(歳)	2,500	3,000 以上	2,000	2,600 以上
妊　婦			2,000	2,600 以上
授乳婦			2,200	2,600 以上

カルシウムの食事摂取基準

(mg/日)

性　別	男　性				女　性			
年齢等	推定平均必要量	推奨量	目安量	耐容上限量	推定平均必要量	推奨量	目安量	耐容上限量
0 ～ 5(月)	—	—	200	—	—	—	200	—
6 ～ 11(月)	—	—	250	—	—	—	250	—
1 ～ 2(歳)	350	450	—	—	350	400	—	—
3 ～ 5(歳)	500	600	—	—	450	550	—	—
6 ～ 7(歳)	500	600	—	—	450	550	—	—
8 ～ 9(歳)	550	650	—	—	600	750	—	—
10 ～ 11(歳)	600	700	—	—	600	750	—	—
12 ～ 14(歳)	850	1,000	—	—	700	800	—	—
15 ～ 17(歳)	650	800	—	—	550	650	—	—
18 ～ 29(歳)	650	800	—	2,500	550	650	—	2,500
30 ～ 49(歳)	600	750	—	2,500	550	650	—	2,500
50 ～ 64(歳)	600	750	—	2,500	550	650	—	2,500
65 ～ 74(歳)	600	750	—	2,500	550	650	—	2,500
75 以上(歳)	600	700	—	2,500	500	600	—	2,500
妊　婦(付加量)					+0	+0	—	—
授乳婦(付加量)					+0	+0	—	—

マグネシウムの食事摂取基準 (mg/日)

性別	男性				女性			
年齢等	推定平均必要量	推奨量	目安量	耐容上限量[1]	推定平均必要量	推奨量	目安量	耐容上限量[1]
0〜 5（月）	—	—	20	—	—	—	20	—
6〜11（月）	—	—	60	—	—	—	60	—
1〜 2（歳）	60	70	—	—	60	70	—	—
3〜 5（歳）	80	100	—	—	80	100	—	—
6〜 7（歳）	110	130	—	—	110	130	—	—
8〜 9（歳）	140	170	—	—	140	160	—	—
10〜11（歳）	180	210	—	—	180	220	—	—
12〜14（歳）	250	290	—	—	240	290	—	—
15〜17（歳）	300	360	—	—	260	310	—	—
18〜29（歳）	280	340	—	—	230	270	—	—
30〜49（歳）	310	370	—	—	240	290	—	—
50〜64（歳）	310	370	—	—	240	290	—	—
65〜74（歳）	290	350	—	—	230	280	—	—
75以上（歳）	270	320	—	—	220	260	—	—
妊　婦（付加量）					+30	+40	—	—
授乳婦（付加量）					+0	+0	—	—

1 通常の食品以外からの摂取量の耐容上限量は，成人の場合 350 mg/日，小児では 5 mg/kg 体重/日とした．それ以外の通常の食品からの摂取の場合，耐容上限量は設定しない．

リンの食事摂取基準 (mg/日)

性別	男性		女性	
年齢等	目安量	耐容上限量	目安量	耐容上限量
0〜 5（月）	120	—	120	—
6〜11（月）	260	—	260	—
1〜 2（歳）	500	—	500	—
3〜 5（歳）	700	—	700	—
6〜 7（歳）	900	—	800	—
8〜 9（歳）	1,000	—	1,000	—
10〜11（歳）	1,100	—	1,000	—
12〜14（歳）	1,200	—	1,000	—
15〜17（歳）	1,200	—	900	—
18〜29（歳）	1,000	3,000	800	3,000
30〜49（歳）	1,000	3,000	800	3,000
50〜64（歳）	1,000	3,000	800	3,000
65〜74（歳）	1,000	3,000	800	3,000
75以上（歳）	1,000	3,000	800	3,000
妊　婦			800	—
授乳婦			800	—

性別	男性				女性					
					月経なし		月経あり			
年齢等	推定平均必要量	推奨量	目安量	耐容上限量	推定平均必要量	推奨量	推定平均必要量	推奨量	目安量	耐容上限量
0～5(月)	—	—	0.5	—	—	—	—	—	0.5	—
6～11(月)	3.5	5.0	—	—	3.5	4.5	—	—	—	—
1～2(歳)	3.0	4.5	—	25	3.0	4.5	—	—	—	20
3～5(歳)	4.0	5.5	—	25	4.0	5.5	—	—	—	25
6～7(歳)	5.0	5.5	—	30	4.5	5.5	—	—	—	30
8～9(歳)	6.0	7.0	—	35	6.0	7.5	—	—	—	35
10～11(歳)	7.0	8.5	—	35	7.0	8.5	10.0	12.0	—	35
12～14(歳)	8.0	10.0	—	40	7.0	8.5	10.0	12.0	—	40
15～17(歳)	8.0	10.0	—	50	5.5	7.0	8.5	10.5	—	40
18～29(歳)	6.5	7.5	—	50	5.5	6.5	8.5	10.5	—	40
30～49(歳)	6.5	7.5	—	50	5.5	6.5	9.0	10.5	—	40
50～64(歳)	6.5	7.5	—	50	5.5	6.5	9.0	11.0	—	40
65～74(歳)	6.0	7.5	—	50	5.0	6.0	—	—	—	40
75以上(歳)	6.0	7.0	—	50	5.0	6.0	—	—	—	40
妊婦(付加量) 初期					+2.0	+2.5	—	—	—	
中期・後期					+8.0	+9.5	—	—	—	
授乳婦(付加量)					+2.0	+2.5	—	—	—	

性別	男性				女性			
年齢等	推定平均必要量	推奨量	目安量	耐容上限量	推定平均必要量	推奨量	目安量	耐容上限量
0～5(月)	—	—	2	—	—	—	2	—
6～11(月)	—	—	3	—	—	—	3	—
1～2(歳)	3	3	—	—	2	3	—	—
3～5(歳)	3	4	—	—	3	3	—	—
6～7(歳)	4	5	—	—	3	4	—	—
8～9(歳)	5	6	—	—	4	5	—	—
10～11(歳)	6	7	—	—	5	6	—	—
12～14(歳)	9	10	—	—	7	8	—	—
15～17(歳)	10	12	—	—	7	8	—	—
18～29(歳)	9	11	—	40	7	8	—	35
30～49(歳)	9	11	—	45	7	8	—	35
50～64(歳)	9	11	—	45	7	8	—	35
65～74(歳)	9	11	—	40	7	8	—	35
75以上(歳)	9	10	—	40	6	8	—	30
妊婦(付加量)					+1	+2	—	—
授乳婦(付加量)					+3	+4	—	—

銅の食事摂取基準

(mg/日)

性 別	男 性				女 性			
年齢等	推定平均必要量	推奨量	目安量	耐容上限量	推定平均必要量	推奨量	目安量	耐容上限量
0〜 5(月)	—	—	0.3	—	—	—	0.3	—
6〜11(月)	—	—	0.3	—	—	—	0.3	—
1〜 2(歳)	0.3	0.3	—	—	0.2	0.3	—	—
3〜 5(歳)	0.3	0.4	—	—	0.3	0.3	—	—
6〜 7(歳)	0.4	0.4	—	—	0.4	0.4	—	—
8〜 9(歳)	0.4	0.5	—	—	0.4	0.5	—	—
10〜11(歳)	0.5	0.6	—	—	0.5	0.6	—	—
12〜14(歳)	0.7	0.8	—	—	0.6	0.8	—	—
15〜17(歳)	0.8	0.9	—	—	0.6	0.7	—	—
18〜29(歳)	0.7	0.9	—	7	0.6	0.7	—	7
30〜49(歳)	0.7	0.9	—	7	0.6	0.7	—	7
50〜64(歳)	0.7	0.9	—	7	0.6	0.7	—	7
65〜74(歳)	0.7	0.9	—	7	0.6	0.7	—	7
75 以上(歳)	0.7	0.8	—	7	0.6	0.7	—	7
妊 婦(付加量)					+0.1	+0.1	—	—
授乳婦(付加量)					+0.5	+0.6	—	—

マンガンの食事摂取基準

(mg/日)

性 別	男 性		女 性	
年齢等	目安量	耐容上限量	目安量	耐容上限量
0〜 5(月)	0.01	—	0.01	—
6〜11(月)	0.5	—	0.5	—
1〜 2(歳)	1.5	—	1.5	—
3〜 5(歳)	1.5	—	1.5	—
6〜 7(歳)	2.0	—	2.0	—
8〜 9(歳)	2.5	—	2.5	—
10〜11(歳)	3.0	—	3.0	—
12〜14(歳)	4.0	—	4.0	—
15〜17(歳)	4.5	—	3.5	—
18〜29(歳)	4.0	11	3.5	11
30〜49(歳)	4.0	11	3.5	11
50〜64(歳)	4.0	11	3.5	11
65〜74(歳)	4.0	11	3.5	11
75 以上(歳)	4.0	11	3.5	11
妊 婦			3.5	—
授乳婦			3.5	—

ヨウ素の食事摂取基準

(µg/日)

性　別	男　性				女　性			
年齢等	推定平均必要量	推奨量	目安量	耐容上限量	推定平均必要量	推奨量	目安量	耐容上限量
0 〜 5（月）	—	—	100	250	—	—	100	250
6 〜 11（月）	—	—	130	250	—	—	130	250
1 〜 2（歳）	35	50	—	300	35	50	—	300
3 〜 5（歳）	45	60	—	400	45	60	—	400
6 〜 7（歳）	55	75	—	550	55	75	—	550
8 〜 9（歳）	65	90	—	700	65	90	—	700
10 〜 11（歳）	80	110	—	900	80	110	—	900
12 〜 14（歳）	95	140	—	2,000	95	140	—	2,000
15 〜 17（歳）	100	140	—	3,000	100	140	—	3,000
18 〜 29（歳）	95	130	—	3,000	95	130	—	3,000
30 〜 49（歳）	95	130	—	3,000	95	130	—	3,000
50 〜 64（歳）	95	130	—	3,000	95	130	—	3,000
65 〜 74（歳）	95	130	—	3,000	95	130	—	3,000
75 以上（歳）	95	130	—	3,000	95	130	—	3,000
妊　婦（付加量）					+75	+110	—	—[1]
授乳婦（付加量）					+100	+140	—	—[1]

1　妊婦及び授乳婦の耐容上限量は，2,000 µg/日とした.

セレンの食事摂取基準

(µg/日)

性　別	男　性				女　性			
年齢等	推定平均必要量	推奨量	目安量	耐容上限量	推定平均必要量	推奨量	目安量	耐容上限量
0 〜 5（月）	—	—	15	—	—	—	15	—
6 〜 11（月）	—	—	15	—	—	—	15	—
1 〜 2（歳）	10	10	—	100	10	10	—	100
3 〜 5（歳）	10	15	—	100	10	10	—	100
6 〜 7（歳）	15	15	—	150	15	15	—	150
8 〜 9（歳）	15	20	—	200	15	20	—	200
10 〜 11（歳）	20	25	—	250	20	25	—	250
12 〜 14（歳）	25	30	—	350	25	30	—	300
15 〜 17（歳）	30	35	—	400	20	25	—	350
18 〜 29（歳）	25	30	—	450	20	25	—	350
30 〜 49（歳）	25	30	—	450	20	25	—	350
50 〜 64（歳）	25	30	—	450	20	25	—	350
65 〜 74（歳）	25	30	—	450	20	25	—	350
75 以上（歳）	25	30	—	400	20	25	—	350
妊　婦（付加量）					+5	+5	—	—
授乳婦（付加量）					+15	+20	—	—

クロムの食事摂取基準

（µg/日）

性　別	男　性		女　性	
年齢等	目安量	耐容上限量	目安量	耐容上限量
0〜 5（月）	0.8	—	0.8	—
6〜11（月）	1.0	—	1.0	—
1〜 2（歳）	—	—	—	—
3〜 5（歳）	—	—	—	—
6〜 7（歳）	—	—	—	—
8〜 9（歳）	—	—	—	—
10〜11（歳）	—	—	—	—
12〜14（歳）	—	—	—	—
15〜17（歳）	—	—	—	—
18〜29（歳）	10	500	10	500
30〜49（歳）	10	500	10	500
50〜64（歳）	10	500	10	500
65〜74（歳）	10	500	10	500
75 以上（歳）	10	500	10	500
妊　婦			10	—
授乳婦			10	—

モリブデンの食事摂取基準

（µg/日）

性　別	男　性				女　性			
年齢等	推定平均必要量	推奨量	目安量	耐容上限量	推定平均必要量	推奨量	目安量	耐容上限量
0〜 5（月）	—	—	2	—	—	—	2	—
6〜11（月）	—	—	5	—	—	—	5	—
1〜 2（歳）	10	10	—	—	10	10	—	—
3〜 5（歳）	10	10	—	—	10	10	—	—
6〜 7（歳）	10	15	—	—	10	15	—	—
8〜 9（歳）	15	20	—	—	15	15	—	—
10〜11（歳）	15	20	—	—	15	20	—	—
12〜14（歳）	20	25	—	—	20	25	—	—
15〜17（歳）	25	30	—	—	20	25	—	—
18〜29（歳）	20	30	—	600	20	25	—	500
30〜49（歳）	25	30	—	600	20	25	—	500
50〜64（歳）	25	30	—	600	20	25	—	500
65〜74（歳）	20	30	—	600	20	25	—	500
75 以上（歳）	20	25	—	600	20	25	—	500
妊　婦（付加量）					+0	+0	—	—
授乳婦（付加量）					+3	+3	—	—

付録 2 西暦・元号対照表

日本では明治 6 年より太陽暦が採用されるまで太陰太陽暦を使用していた．そのため明治 5 年までの日付は太陽暦と一致しない．明治 5 年 12 月 3 日が明治 6 年 1 月 1 日とされた．

1868 年	明治元年	9 月 8 日～	1910	明治 43 年		1950	昭和 25 年		1991	平成 3 年
1869	明治 2 年		1911	明治 44 年		1951	昭和 26 年		1992	平成 4 年
1870	明治 3 年		1912	明治 45 年 ～7 月 29 日		1952	昭和 27 年		1993	平成 5 年
1871	明治 4 年		1912	大正元年 7 月 30 日～		1953	昭和 28 年		1994	平成 6 年
1872	明治 5 年		1913	大正 2 年		1954	昭和 29 年		1995	平成 7 年
1873	明治 6 年		1914	大正 3 年		1955	昭和 30 年		1996	平成 8 年
1874	明治 7 年		1915	大正 4 年		1956	昭和 31 年		1997	平成 9 年
1875	明治 8 年		1916	大正 5 年		1957	昭和 32 年		1998	平成 10 年
1876	明治 9 年		1917	大正 6 年		1958	昭和 33 年		1999	平成 11 年
1877	明治 10 年		1918	大正 7 年		1959	昭和 34 年		2000	平成 12 年
1878	明治 11 年		1919	大正 8 年		1960	昭和 35 年		2001	平成 13 年
1879	明治 12 年		1920	大正 9 年		1961	昭和 36 年		2002	平成 14 年
1880	明治 13 年		1921	大正 10 年		1962	昭和 37 年		2003	平成 15 年
1881	明治 14 年		1922	大正 11 年		1963	昭和 38 年		2004	平成 16 年
1882	明治 15 年		1923	大正 12 年		1964	昭和 39 年		2005	平成 17 年
1883	明治 16 年		1924	大正 13 年		1965	昭和 40 年		2006	平成 18 年
1884	明治 17 年		1925	大正 14 年		1966	昭和 41 年		2007	平成 19 年
1885	明治 18 年		1926	大正 15 年 ～12 月 24 日		1967	昭和 42 年		2008	平成 20 年
1886	明治 19 年		1926	昭和元年 12 月 25 日～		1968	昭和 43 年		2009	平成 21 年
1887	明治 20 年		1927	昭和 2 年		1969	昭和 44 年		2010	平成 22 年
1888	明治 21 年		1928	昭和 3 年		1970	昭和 45 年		2011	平成 23 年
1889	明治 22 年		1929	昭和 4 年		1971	昭和 46 年		2012	平成 24 年
1890	明治 23 年		1930	昭和 5 年		1972	昭和 47 年		2013	平成 25 年
1891	明治 24 年		1931	昭和 6 年		1973	昭和 48 年		2014	平成 26 年
1892	明治 25 年		1932	昭和 7 年		1974	昭和 49 年		2015	平成 27 年
1893	明治 26 年		1933	昭和 8 年		1975	昭和 50 年		2016	平成 28 年
1894	明治 27 年		1934	昭和 9 年		1976	昭和 51 年		2017	平成 29 年
1895	明治 28 年		1935	昭和 10 年		1977	昭和 52 年		2018	平成 30 年
1896	明治 29 年		1936	昭和 11 年		1978	昭和 53 年		2019	平成 31 年 ～4 月 30 日
1897	明治 30 年		1937	昭和 12 年		1979	昭和 54 年		2019	令和元年 5 月 1 日～
1898	明治 31 年		1938	昭和 13 年		1980	昭和 55 年		2020	令和 2 年
1899	明治 32 年		1939	昭和 14 年		1981	昭和 56 年		2021	令和 3 年
1900	明治 33 年		1940	昭和 15 年		1982	昭和 57 年		2022	令和 4 年
1901	明治 34 年		1941	昭和 16 年		1983	昭和 58 年		2023	令和 5 年
1902	明治 35 年		1942	昭和 17 年		1984	昭和 59 年		2024	令和 6 年
1903	明治 36 年		1943	昭和 18 年		1985	昭和 60 年		2025	令和 7 年
1904	明治 37 年		1944	昭和 19 年		1986	昭和 61 年		2026	令和 8 年
1905	明治 38 年		1945	昭和 20 年		1987	昭和 62 年		2027	令和 9 年
1906	明治 39 年		1946	昭和 21 年		1988	昭和 63 年		2028	令和 10 年
1907	明治 40 年		1947	昭和 22 年		1989	昭和 64 年 ～1 月 7 日			
1908	明治 41 年		1948	昭和 23 年		1989	平成元年 1 月 8 日～			
1909	明治 42 年		1949	昭和 24 年		1990	平成 2 年			

参考書，参考HP

- 栄養科学の歴史，安本教傳ほか著，講談社，2013
- 栄養学の歴史，W．グラットザー著，水上茂樹訳，講談社，2008
- 高齢社会白書，内閣府，各年版
- 厚生労働白書，厚生労働省，各年版
- 食料・農業・農村白書，農林水産省，各年版
- 健康日本21（第二次），厚生労働省HP
- 第3次食育推進基本計画，内閣府HP
- 食育ガイド，内閣府HP
- 地域における行政栄養士による健康づくり及び栄養・食生活の改善について，
  厚生労働省HP
- 厚生の指標増刊　国民衛生の動向，厚生労働統計協会編，各年版
- 認知症施策推進総合戦略（新オレンジプラン），厚生労働省HP
- 国民健康・栄養調査　厚生労働省，各年版
- 日本人の食事摂取基準（2020年版）策定検討会報告書，厚生労働省HP
- 新老年学，大内尉義ほか編，東京大学出版会，2010
- 介護予防のための栄養指導・栄養支援ハンドブック，馬場園明編著，化学同人，
  2009
- 介護予防マニュアル（改訂版：平成24年3月），厚生労働省HP
- 食料需給表，農林水産省HP
- FOOD ACTION NIPPON，農林水産省HPおよびフード・アクション・ニッ
  ポン推進本部事務局HP
- NO-FOODLOSS PROJECT，農林水産省HPおよび消費者庁HP
- 食料・農業・農村基本計画　農林水産省HP，2015
- 栄養管理プロセス，日本栄養士会監修，第一出版，2018
- 公衆栄養学第6版，酒井徹ほか編，講談社，2019
- エスカベーシック公衆栄養学概論第三版，古畑公ほか著，同文書院，2014
- 新公衆栄養学，藤澤良知ほか著，第一出版，2013
- カレント公衆栄養学，由田克士ほか編著，建帛社，2014
- 公衆栄養の科学，大和田浩子ほか編著，理工図書，2012
- 公衆栄養学，吉田勉監修，栗原伸公編著，学文社，2013

公衆栄養学概論 第 2 版 索引

編者紹介

友竹　浩之（ともたけ　ひろゆき）

　1992年　徳島大学医学部栄養学科卒業

　1994年　徳島大学大学院栄養学研究科博士前期課程修了

　現　在　飯田女子短期大学家政学科 教授

郡　　俊之（こおり　としゆき）

　1992年　徳島大学医学部栄養学科卒業

　1994年　徳島大学大学院栄養学研究科博士前期課程修了

　現　在　甲南女子大学医療栄養学部医療栄養学科 教授

NDC 590　　175 p　　26 cm

栄養科学シリーズ NEXT（えいようかがく）

公衆栄養学概論　第2版（こうしゅうえいようがくがいろん　だいはん）

　　2020年3月25日　第1刷発行
　　2022年8月25日　第4刷発行

編　者　　友竹浩之・郡　俊之（ともたけひろゆき　こおり　としゆき）

発行者　　髙橋明男

発行所　　株式会社　講談社

　　〒112-8001　東京都文京区音羽 2-12-21　　KODANSHA

　　　　販　売　(03)5395-4415
　　　　業　務　(03)5395-3615

編　集　　株式会社　講談社サイエンティフィク

　　代表　堀越俊一

　　〒162-0825　東京都新宿区神楽坂 2-14　ノービィビル

　　　　編　集　(03)3235-3701

本文データ制作　　株式会社双文社印刷
カバー印刷

本文・表紙印刷　　株式会社ＫＰＳプロダクツ
製本